Heine

Therapie-Tools
Stärkenarbeit mit Kindern und Jugendlichen

E-Book inside + Arbeitsmaterial

Mit dem untenstehenden Download-Code erhalten Sie die PDF-Version dieses Buches inkl. aller Arbeitsmaterialien.

So laden Sie Ihr E-Book inside herunter:

1. Öffnen Sie die Website: http://www.beltz.de/ebookinside
2. Geben Sie den untenstehenden Download-Code ein und füllen Sie das Formular aus.
3. Mit dem Klick auf den Button am Ende des Formulars erhalten Sie Ihren persönlichen Download-Link.
4. Der Code ist nur einmal gültig. Bitte speichern Sie die Datei auf Ihrem Computer.
5. Beachten Sie bitte, dass es sich bei Ihrem Download um eine Einzelnutzerlizenz handelt. Das E-Book ist für Ihren persönlichen Gebrauch bestimmt.
6. Als Institution mit mehreren Nutzer:innen erhalten Sie mehr Infos zur Materialnutzung über psychotherapie.tools mit einer Mail an vertrieb-psychotherapie.tools@beltz.de

Download-Code

YKY7D2CNTV

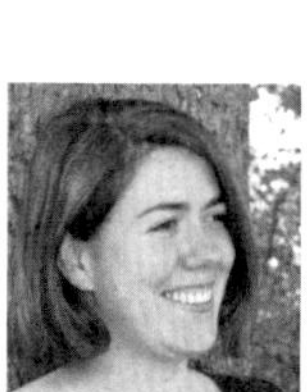

Hannah-Marie Heine, Klinische Heilpädagogin (M.A.), arbeitet in einer Frühförderstelle in Bruchsal, schreibt Kinderbücher und entwickelt Therapiematerial. Ihre Arbeitsschwerpunkte sind Spieltherapie und Entwicklungsförderung, Elternarbeit sowie selektiver Mutismus.

Hannah Heine

Therapie-Tools Stärkenarbeit mit Kindern und Jugendlichen

Mit E-Book inside und Arbeitsmaterial

BELTZ

Hannah Heine, M. A.
Kleegartenstr. 2
69207 Sandhausen
hannah.heine@yahoo.de

MIX
Papier aus verantwortungsvollen Quellen
FSC® C089473

Dieses Buch ist erhältlich als:
ISBN 978-3-621-28975-7 Print
ISBN 978-3-621-28976-4 E-Book (PDF)

1. Auflage 2023

Illustrationen: Miriam Prätsch, Heidelberg
Lektorat: Andrea Glomb
Umschlaggestaltung: Lina Marie Oberdorfer

Herstellung: Myriam Frericks
Satz: Markus Schmitz, Altenberge
Gesamtherstellung: Beltz Grafische Betriebe, Bad Langensalza
Beltz Grafische Betriebe ist ein klimaneutrales Unternehmen (ID 15985-2104-100).
Printed in Germany

Weitere Informationen zu unseren Autor_innen und Titeln finden Sie unter: www.beltz.de

Inhalt

Verzeichnis der Arbeits- und Informationsblätter

Vorwort

Die Traumatherapeutin Dami Charf (2018) liefert aus meiner Sicht eine besonders schöne Definition davon, wie sie Ressourcen versteht: alles, was einer Person zur Verfügung steht, um sich in ihrem Leben zu orientieren, zu schützen und Ziele zu erreichen. Kinder und Jugendliche brauchen in Therapieprozessen oft genau das:

- Orientierung (wo sie stehen und wo sie hinwollen),
- die Möglichkeit, sich zu schützen,
- die Fähigkeit, ihre Ziele zu erreichen.

Um Ressourcen zu aktivieren, ist die Stärkenarbeit von großer Bedeutung. Stärken helfen bei der Orientierung (Wie ist meine Ausgangslage? Was kann ich?), beim Schutz und bei dem Erreichen von Zielen (Welche Stärken kann ich einsetzen?). Stärken sind die inneren Schätze unserer Patient:innen. Wir sollten uns immer auf die Suche danach machen – selbst, wenn wir tief graben müssen!

Stärkenarbeit mit Kindern und Jugendlichen sowie ihren Familien bedeutet für mich:

- Stärken und Talente der Kinder und Jugendlichen erfragen und stärken
- Ressourcen des Familiensystems und der Bezugspersonen herausfinden und stärken
- den Patient:innen ihre Einzigartigkeit aufzeigen und unbewusste Stärken spiegeln
- herausfinden, wofür die Kinder und Jugendlichen sich begeistern (Wenn die Augen zu leuchten beginnen und die Stimme vor Stolz zittert, weitet sich der Raum für inneres Wachstum.)
- die Eltern in ihrer Selbstfürsorge, den Erziehungs- und Bindungskompetenzen stärken
- durch Impulse oder in gemeinsamen Stunden die Eltern-Kind-Bindung stärken

Das Herzstück dieses Therapie-Tools-Bandes besteht aus der Übungssammlung für die Kinder und Jugendlichen. Viele Arbeitsblätter laden zur Suche nach Stärken und zum Reflektieren über das eigene Ich ein. Die spieltherapeutischen Interventionen sind mir persönlich ein wichtiges Anliegen – gerade in der Therapie mit den Kleinen kann aus meiner Sicht das Spiel als Sprache des Kindes immer genutzt werden.

Ich bin außerdem überzeugt von der Kraft der Bindungsspiele – sowohl im Therapieraum als auch als Impulse für die Eltern. Die Effekte sind teilweise erstaunlich. Die stärkende Elternarbeit stellt ein weiteres wichtiges Puzzleteil für eine gelingende Therapie mit Kindern und Jugendlichen dar.

Danksagung. Ich danke meinem wundervollen Team der Frühförderstelle Bruchsal. Die ersten (spiel-) therapeutischen Erfahrungen, die ich bei euch sammeln durfte, werden meine wichtigsten bleiben. Dem Beltz-Verlag, insbesondere Frau Glomb, Frau Raden und Frau Wahl, danke ich für die Chance zur Veröffentlichung und die gute Zusammenarbeit. Ein besonderer Dank gilt meiner Selbsterfahrungsgruppe am ZPP, Moni und Frau Kane – fürs Auffangen und Da-Sein. Danke auch an dich, Miri, für die wundervollen Illustrationen. Meiner Familie und meinen Freunden danke ich für die Liebe und Unterstützung. Mein letzter Dank geht an Sarah, die mir auch in stressigen Zeiten den Rücken freihält.

Ich hoffe, dass dieses Buch neue Impulse liefert oder Erinnerungen an bekannte Stärkenübungen auffrischt. Viel Freude bei der Stärkenarbeit mit Kindern und Jugendlichen! Es lohnt sich immer.

Heidelberg, im Frühjahr 2023 *Hannah-Marie Heine*

Einführung

Je früher Kinder lernen, mit Schwierigkeiten, Krisen und problematischen Lebensumständen umzugehen, desto höher ist die Chance, dass sie Widrigkeiten und Krisen meistern und sich positiv entwickeln. In der Psychotherapie mit Kindern und Jugendlichen spielen die Wahrnehmung und Förderung individueller Stärken und Talente eine wesentliche Rolle. Wenn wir es schaffen, Ressourcen der Kinder zu aktivieren, einen gesunden Umgang mit Emotionen zu stärken und ihre Resilienz zu fördern, bieten wir ihnen die Chance auf psychische Gesundheit und die Entwicklung innerer Stärke. Wenn Kinder und Jugendliche in ihren Stärken und mit ihren besonderen Begabungen und Talenten gefördert werden, steigert dies außerdem ihr Selbstwertgefühl, macht sie selbstbewusster und widerstandsfähiger. Neue Lebenskrisen werden die Kinder dann weniger aus der Bahn werfen und sie werden immer wieder die wertvolle Erfahrung machen, auf ihre (jetzt bereits bewusst gemachten) Ressourcen, Talente und Stärken zurückgreifen zu können. Gerade Kinder, die komplex belastet sind und beispielsweise Vernachlässigung, Verluste, Gewalt oder eine Trennung der Eltern erfahren mussten, haben unsere Unterstützung und das gezielte Suchen nach Stärken und Talenten besonders nötig, um gesunde Persönlichkeiten zu entwickeln.

In der Psychotherapie haben wir viel mit Kindern zu tun, die aus Familien mit vielfältigen, oftmals chronischen Belastungen stammen. Gerade wenn die Kinder negative Zuschreibungen erfahren oder mit ihrem Verhalten stark auffallen, entwickeln sie ein geringes Selbstwertgefühl sowie ein hohes Störungsbewusstsein. Hier kann es sinnvoll sein, den Fokus in der Therapie zunächst bewusst nicht auf die Symptome, sondern auf Stärken und Ressourcen des Kindes zu setzen, um neue Perspektiven und Entwicklungschancen zu ermöglichen und den möglicherweise entstandenen Teufelskreis von Denk- und Verhaltensmustern zu durchbrechen.

In der Arbeit mit Kindern und Jugendlichen spielt der Einbezug des sozialen Umfelds eine wesentliche Rolle. Daher werden sowohl Stärken auf individueller Ebene als auch auf Beziehungsebene sowie die Stärkung einer gesunden Eltern-Kind-Bindung in den Blick genommen.

Resilienzfaktoren stärken

Aktuelle Forschungen zeigen, welch großen Effekt die Stärkung von Resilienzfaktoren bei Kindern und Jugendlichen haben kann (Wustmann, 2004). Resiliente Kinder gehen schwierige Situationen aktiver an und glauben an sich und ihre Selbstwirksamkeit. Gleichzeitig können sie realistisch einschätzen, wann etwas unbeeinflussbar ist, und sich dann auf gesunde Weise davon abgrenzen. Belastungen werden dadurch eher als Herausforderungen und Entwicklungsaufgaben wahrgenommen. Die Kinder und Jugendlichen fühlen sich nicht mehr hilflos ihrer Umwelt ausgeliefert, sondern kommen ins Handeln und stoßen dadurch selbstständig Veränderungen an.

Förderung von Stärken auf individueller Ebene. Hier geht es darum, Kinder und Jugendliche für den Umgang mit Belastungen und Krisen zu stärken und ihnen wichtige Kompetenzen zu vermitteln. Folgende Komponenten sind von Bedeutung:

- Umgang mit starken Gefühlen
- Förderung von Problemlösefähigkeiten und Konfliktlösestrategien
- Förderung von Eigenaktivität und persönlicher Verantwortungsübernahme
- Förderung von Selbstwirksamkeit und realistischen Zuschreibungen
- Förderung des Selbstwertgefühls
- Förderung von sozialen Kompetenzen, verbunden mit der Stärkung sozialer Beziehungen
- Förderung von effektiven Stressbewältigungsstrategien

Förderung von Stärken auf Beziehungsebene. Das Ziel ist hier, wertschätzende Erziehungskompetenzen von Eltern und anderen wichtigen Bezugspersonen zu fördern. Folgende Komponenten sind von Bedeutung:

- Förderung eines wertschätzenden Erziehungsstils
- Förderung einer konstruktiven Kommunikation zwischen Erziehungsperson und Kind
- Förderung eines positiven Modellverhaltens
- Förderung effektiver Erziehungstechniken
- Förderung des elterlichen Kompetenzgefühls
- Förderung elterlicher Konfliktlösestrategien

Wustmann (2004) führt positive Auswirkungen für die Persönlichkeitsentwicklung von Kindern und Jugendlichen an, wenn sie in ihrem Umfeld adäquat und liebevoll gefordert sowie gefördert werden:

- Wenn Kinder in wichtige Entscheidungsprozesse eingebunden werden, können sie ein Gefühl entwickeln, selbstwirksam zu sein und Kontrolle über ihr eigenes Leben haben.
- Wenn Kindern realisierbare und kleine Verantwortlichkeiten übertragen werden, gewinnen sie Vertrauen in die eigenen Fähigkeiten und lernen, selbstbestimmt zu handeln.
- Wenn Kinder schon von einem frühen Entwicklungszeitpunkt an vermittelt bekommen, dass sie sich mit ihren Problemen an ihre Eltern oder andere Personen aus ihrem Umfeld wenden können, wird ihnen vermittelt, dass sie sich in Problemsituationen um soziale Unterstützung bemühen.
- Wenn Kinder frühzeitig lernen, sich auf ihre Stärken zu besinnen und das Positive an sich selbst und an belastenden Situationen zu sehen, werden sie sich von Problemen weniger verunsichern lassen und weniger Stress erfahren.
- Wenn Kinder erleben, dass man sich mit Problemen bewusst auseinandersetzen kann und sich Konflikte gemeinsam lösen lassen, weichen sie Problemen nicht aus, sondern lernen, nach Lösungen zu suchen.
- Wenn Kindern geholfen wird, ihre Bedürfnisse zu erkennen und zu verwirklichen, und wenn sie frühzeitig mitentscheiden dürfen, erleben sie sich als wertvoll und selbstwirksam.

Wichtig • Schutzfaktoren

Lösel und Bender (1999) beschreiben verschiedene Schutzfaktoren gegen psychische Störungen bei Kindern und Jugendlichen:

- eine stabile emotionale Beziehung zu mindestens einem Elternteil oder einer anderen Bezugsperson
- ein emotional positives, unterstützendes und strukturgebendes Erziehungsklima
- Rollenvorbilder für ein konstruktives Bewältigungsverhalten bei Belastungen
- soziale Unterstützung durch Personen außerhalb der Familie
- dosierte soziale Verantwortlichkeiten
- Temperamentsmerkmale wie Flexibilität, Annäherungstendenz, Soziabilität
- kognitive Kompetenzen wie z. B. eine zumindest durchschnittliche Intelligenz
- Erfahrungen der Selbstwirksamkeit und ein positives Selbstkonzept
- ein aktives und nicht nur reaktives oder vermeidendes Bewältigungsverhalten bei Belastungen
- Erfahrungen der Sinnhaftigkeit und Struktur in der eigenen Entwicklung

Bedeutung der Förderung einer gelingenden Eltern-Kind-Interaktion

In der Therapie mit Kindern und Jugendlichen erkennen wir oftmals Irritationen oder sogar Störungen in der Eltern-Kind-Bindung. Die Stärkung der Bindung kann daher einen starken Effekt haben und zu einer Reduktion der auffälligen Verhaltensweisen des Kindes führen.

Inhalte des Therapie-Tools-Buches

Dieses Buch liefert eine Materialiensammlung, um mit Kindern und Jugendlichen an ihren Stärken zu arbeiten. Dabei wird sowohl das Fördern innerer Stärken wie auch spezieller Fähigkeiten und Talente behandelt. Selbstverständlich kommt bei den Informations- und Arbeitsblättern die Elternarbeit nicht zu kurz. Hierbei ist das Ziel, Eltern zu vermitteln, was Kinder und Jugendliche brauchen, um innere Stärke zu entwickeln und eigene Talente zu entdecken. Ein besonderer Schwerpunkt wird auf den spieltherapeutischen Ansatz sowie das Angebot von Bindungsspielen gelegt.

Übersicht über die Kapitel:

(1) Nach Stärken und Ressourcen fragen: Diagnostik
(2) Was macht Kinder und Jugendliche stark? Psychoedukation
(3) Kinder und Jugendliche stärken: Übungssammlung
(4) Kinder auf Spielebene stärken: spieltherapeutische Interventionen
(5) Eltern-Kind-Interaktionen stärken: Bindungsspiele
(6) Stärkende Elternarbeit

Orientierung

Icons. Um sich auf den Materialien zurechtzufinden, sind diese mit verschiedenen Icons ausgestattet, mithilfe derer Sie sofort erfassen können, für welche Zielgruppe das jeweilige Arbeits- oder Informationsblatt gedacht ist:

T Therapeut:innen

K Kinder

J Jugendliche

E Eltern oder Angehörige

Auf den Arbeits- und Informationsblättern werden Ihnen außerdem verschiedene Icons begegnen, die im Folgenden erklärt werden:

Input für's Köpfchen: Hier werden Anregungen zum Weiter- oder Ums-Eck-Denken gegeben – auf diese Weise markierte Abschnitte weisen auf Hintergrundinformationen, Wissenswertes oder Varianten der jeweiligen Übung hin.

Ran an den Stift: Dieses Icon fordert dazu auf, einen Stift zur Hand zu nehmen und Antworten oder Überlegungen direkt auf dem Arbeitsblatt zu notieren.

Hier passiert was: An dieser Stelle werden Handlungsanweisungen für Therapeut:innen oder Patient:innen gegeben.

Wie sag ich's? Dieses Icon kennzeichnet Beispiele in wörtlicher Rede als Beispielformulierungen für Therapeut:innen oder Eltern.

Genderneutrale Sprache. Wir verwenden den Gender-Doppelpunkt (z. B. Psychotherapeut:innen, Patient:innen). Indem wir eine diskriminierungssensible Sprache verwenden, sollen möglichst alle Menschen einbezogen und angesprochen werden. Auf Materialien, die sich direkt an Kinder richten, wird versucht, eine einfachere Sprache ohne Sonderzeichen einzusetzen.

1 Nach Stärken und Ressourcen fragen: Diagnostik

Dieses Kapitel dient einer ersten Übersicht, welche Stärken und Ressourcen bei den Kindern, Jugendlichen und Eltern bereits vorhanden sind. Diese Informationen können für den therapeutischen Prozess wertvoll werden, wenn an Ressourcen angesetzt und an Stärken gearbeitet werden soll. Des Weiteren kann das Sprechen über das Gelingende, über Interessen und über Stärken der Patient:innen wertvoll für den Beziehungsaufbau sein. Für viele Kinder, Jugendliche und Eltern ist der Beginn einer Therapie unbekanntes Terrain. Viele sind zunächst unsicher oder tun sich schwer, über ihre Probleme und Schwierigkeiten zu sprechen. Daher ist es gerade in der ersten Phase der Therapie sinnvoll, auch über Positives zu sprechen und nach Stärken zu fragen. Aber auch mitten im Therapieprozess kann es sinnvoll sein, beispielsweise wenn es um Identitätsentwicklung, Selbstwertsteigerung oder Stärkung des Selbstbewusstseins (auch im Sinne von: sich selbst bewusst sein) geht.

Arbeits- und Informationsmaterial

AB 1 Meine Stärken und Interessen (für Kinder)
Auf diesem Arbeitsblatt können Kinder besondere Stärken und Talente benennen oder malen. Sie können ein Tier für ihre Stärke aussuchen, ihre Hobbys aufschreiben, ein Symbol für ihre innere Stärke malen und beschreiben, für was sie Expert:in sind, worauf sie bereits stolz sind und mit welchen Menschen sie sich wohlfühlen.

AB 2 Meine Stärken und Interessen (für Jugendliche)
Auf diesem Arbeitsblatt können Jugendliche durch Impulsfragen eigene Stärken und Interessen benennen. Sie können aufschreiben, was ihnen leichtfällt, welche Fächer ihnen in der Schule gefallen, worüber sie sich stundenlang unterhalten könnten, zu welchen Themen sie recherchieren, welche Tätigkeiten sie erfüllen, woraus sie Kraft und Energie schöpfen und bei welchen Menschen sie ganz sie selbst sein können.

AB 3 Meine Stärken- und Talente-Sonnen
Auf diesem Arbeitsblatt können Kinder oder Jugendliche verschiedene Sonnen anmalen, deren Aussagen auf sie zutreffen. In den Sonnen stehen Sätze in Ich-Form, beispielsweise: Ich bin kreativ – Ich kann gut kombinieren und bin gut in logischem Denken – Ich habe viel Fantasie – Ich bin hilfsbereit – Ich bin höflich.

AB 4 Stärken- und Talente-Fragebogen
Bei diesem Fragebogen für Kinder und Jugendliche werden Aussagen über Stärken in folgenden Kategorien angeboten: Rückhalt in der Familie, Beziehungsnetz, Logisches Denken, Kreativität, Selbstständigkeit, Positive Aktivitäten, Offenheit, Selbstbewusstsein, Selbstfürsorge, Organisation und Ordnung, Hilfsbereitschaft, Empathie und Fürsorglichkeit, Körperliche Gesundheit, Positive Erfahrungen mit Schule. Die Kinder und Jugendlichen können ankreuzen, wie sehr eine Aussage auf sie zutrifft.

AB 5 Die Stärken und Talente meines Kindes
Bei diesem Fragebogen für Eltern werden Aussagen über Stärken ihrer Kinder in folgenden Kategorien angeboten: Rückhalt in der Familie, Beziehungsnetz, Logisches Denken, Kreativität, Selbstständigkeit, Positive Aktivitäten, Offenheit, Selbstbewusstsein, Selbstfürsorge, Organisation und Ordnung, Hilfsbereitschaft, Empathie und Fürsorglichkeit, Körperliche Gesundheit, Positive Erfahrungen mit Schule. Die Eltern können ankreuzen, wie sehr eine Aussage auf ihr Kind zutrifft.

AB 6 Auswertung des Fragebogens Stärken und Talente

Auf diesem Arbeitsblatt werden die Fragebögen der Kinder oder Jugendlichen sowie der Eltern über die Stärken der Kinder und Jugendlichen ausgewertet. Das Ergebnis ist ein Überblick über bereits gut entwickelte Stärken sowie Hinweise darauf, welche Bereiche noch gestärkt werden dürfen.

AB 7 Mein Elternstärken-Fragebogen

Der Fragebogen besteht aus ressourcenorientierten Fragen zu Stärken der Eltern. Die Eltern können aufschreiben, was sie als ihre größten Elternstärken einschätzen, was in der Erziehung am besten funktioniert, was sie in der Elternrolle schon dazugelernt haben, was ihnen hilft, sich in einem Konflikt mit dem Kind zu beruhigen, was persönliche Kraftquellen sind, wer sie unterstützt und was sie sich für das Kind in der Therapie wünschen.

AB 8 Mein Elternstärken-Fragebogen: Rating

Auf diesem Fragebogen können Eltern ankreuzen, wie sie eigene Stärken bei folgenden Kompetenzbereichen einschätzen: passend auf die Bedürfnisse des Kindes reagieren, Organisation des Familienalltags, Unterstützung von Freunden und Familie holen, das Kind aktiv fördern, Erfüllen eigenen Bedürfnisse (Selbstfürsorge), Wissen über Entwicklung und Verhalten von Kindern und Jugendlichen, eine liebevolle Interaktion mit dem Kind gestalten, das Kind bei starken Gefühlen begleiten und ihm helfen, sich wieder zu beruhigen, dem Kind Orientierung anbieten, dem Kind Grenzen setzen.

AB 9 Leitfaden für ein Gespräch mit Kindern und Jugendlichen über Stärken

Dieses Arbeitsblatt bietet einen Leitfaden mit Impulsfragen für ein Gespräch mit Kindern und Jugendlichen über ihre Stärken. Es wird abgefragt, wofür sich die Patient:innen begeistern, was sie gut können, was sie im Umgang mit ihrem Problem schon ausprobiert haben, was mögliche Stärken ihrer Familie sind, was sie gerne noch lernen würden und was sie schon immer mal machen wollten.

AB 10 Umgang mit der eigenen psychischen Erkrankung und belastenden Situationen

Dieses Arbeitsblatt bietet einen Leitfaden, bei dem sich das Gespräch um die Stärken der Kinder und Jugendlichen im Umgang mit den Symptomen sowie belasteten Situationen dreht. Es wird abgefragt, was den Patient:innen hilft, wenn es ihnen schlecht geht, wen sie um Hilfe bitten können, ob ihre Symptome auch Vorteile haben, was das Symptom ihnen sagen könnte, wie sie sich beruhigen können und was sie tun würden, wenn das Symptom plötzlich weggezaubert wäre.

AB 11 Leitfaden für ein Elterngespräch zum Thema Stärken und Ressourcen

In Elterngesprächen wird von Seiten der Eltern oftmals ausführlich das problematische Verhalten der Kinder und Jugendlichen erläutert und die dadurch entstehende Belastung für das gesamte Familiensystem thematisiert. Neben der störungsspezifischen Elternarbeit kann ein ressourcenorientierter Ansatz in den Elterngesprächen wertvoll sein. Eltern reagieren teilweise irritiert, wenn plötzlich nach besonderen Fähigkeiten und Stärken gefragt wird. Immer wieder gibt es Eltern, die lange nachdenken müssen, bevor ihnen überhaupt etwas Positives einfällt. Dies liefert Ihnen diagnostische Informationen. Die Eltern sind wie gefangen in ihrer Fokussierung auf das Negative. Bedenken Sie, dass diese Ausrichtung der Aufmerksamkeit auf das Problematische einen aufrechterhaltenden Faktor darstellen kann. Geben Sie den Eltern Zeit! Das Umdenken stößt einen wichtigen Veränderungsprozess an. Alternativ oder ergänzend zum Elterngespräch können Sie von den Eltern den Elternstärken-Fragebogen (**AB 7**) ausfüllen lassen.

AB 12 Positive Eigenschaften von mir und von meinem Kind

Auf diesem Arbeitsblatt können Eltern bei zahlreichen positiven Eigenschaften ankreuzen, ob diese auf sie und/oder ihr Kind zutreffen.

AB 13 Gedankenblume: Stärken meiner Patient:innen und der Bezugspersonen

In die Gedankenblumen (Engelmann, 2022) können Therapeut:innen eintragen, welche Stärken sie bei den Patient:innen sowie deren Bezugspersonen wahrnehmen.

AB 1 • K

Meine Stärken und Interessen (für Kinder)

Es ist wichtig, seine eigenen Stärken zu kennen. Fülle bitte folgenden Fragebogen aus.

Mein Name: .... Mein Alter: ....

Das kann ich gut: ....

....

Meine Hobbys und Interessen: ....

....

Wenn ich mir ein Tier für meine innere Stärke aussuchen dürfte, dann wäre es: ....

Ein Symbol für meine innere Stärke: ....

Das macht mich besonders: ....

....

Ich könnte nicht leben ohne:

....

In diesem Bereich bin ich Experte oder Expertin:

....

Hierauf bin ich stolz:

....

....

Dafür werde ich gelobt:

....

....

Mit diesen Menschen fühle ich mich wohl:

....

....

Meine Stärken und Interessen (für Jugendliche)

Es ist wichtig, seine eigenen Stärken zu kennen. Der Fragebogen kann dir dabei helfen, erste Ansatzpunkte zu finden, was du beruflich machen könntest oder welches Hobby vielleicht zu dir passt.

Mein Name: .... Mein Alter: ....

Worin bin ich gut? Was fällt mir leicht?

....

....

Welche Fächer in der Schule gefallen mir? Welchen Schulstoff lerne ich gerne, weil es mich wirklich interessiert?

....

....

Über welche Themen kann ich mich stundenlang unterhalten?

....

....

Womit beschäftige ich mich, wenn ich im Internet unterwegs bin? Zu welchen Themen recherchiere ich?

....

....

Was würde ich machen, wenn ich wüsste, dass es funktionieren wird?

....

....

Wie würde ich meinen Tag verbringen, wenn Geld keine Rolle spielen würde?

....

....

....

Meine Stärken und Interessen (für Jugendliche)

Welche Hobbys oder Tätigkeiten erfüllen mich?

....

....

Was habe ich als Kind gerne gespielt?

....

....

Ich könnte nicht leben ohne …

....

....

Wofür sollen Menschen mich in Erinnerung behalten, wenn ich sterbe?

....

....

Worauf bin ich stolz?

....

....

Woraus schöpfe ich Kraft und Energie?

....

....

Bei diesen Menschen kann ich ganz ich selbst sein:

....

....

....

Meine Stärken- und Talente-Sonnen

In den Sonnen stehen verschiedene Bereiche, in denen Kinder und Jugendliche besondere Stärken entwickeln oder Talente haben können. Schau sie dir genau an und male die Sonnen aus, die am besten zu dir passen. Du kannst so viele Sonnen ausmalen, wie du möchtest.

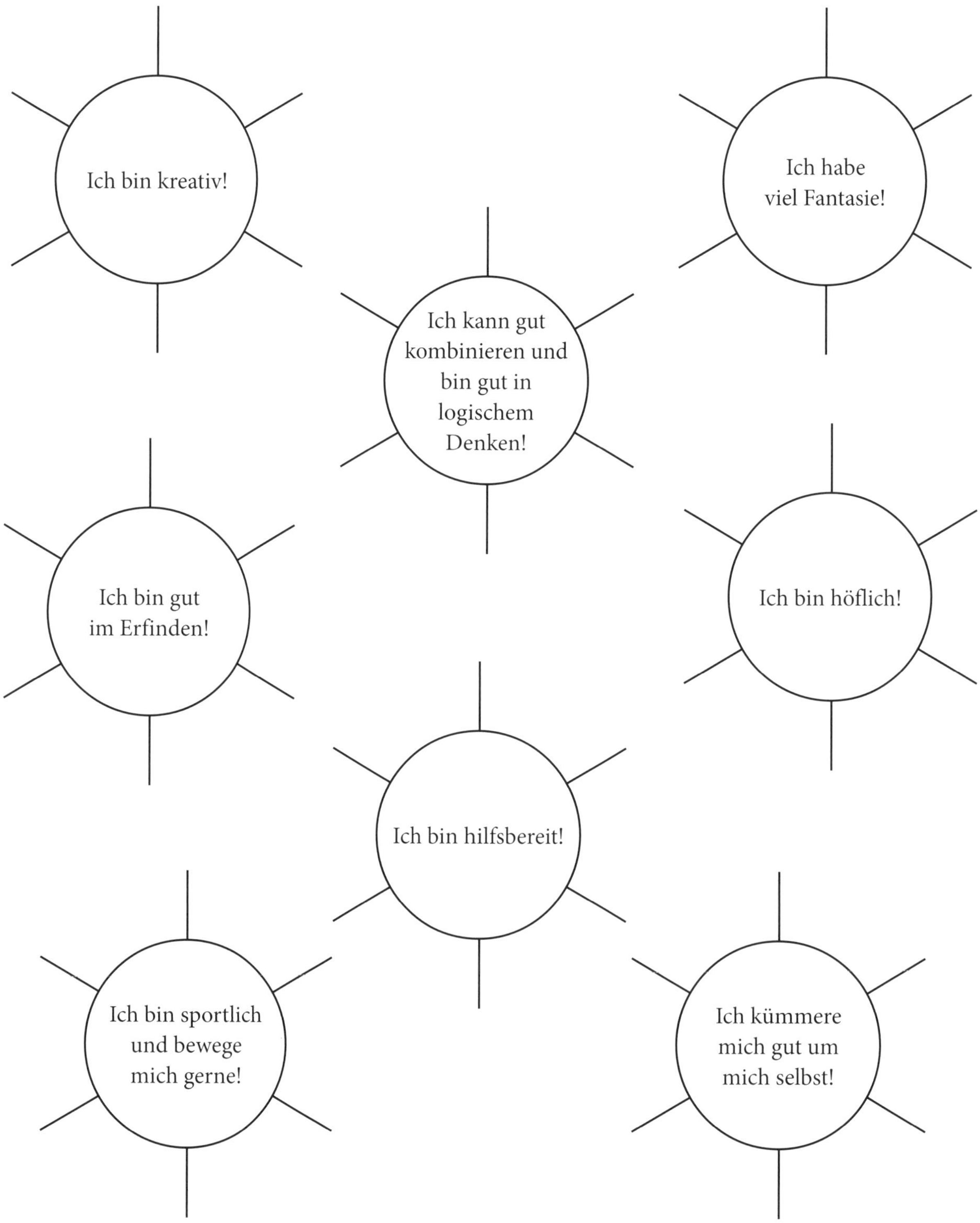

Meine Stärken- und Talente-Sonnen

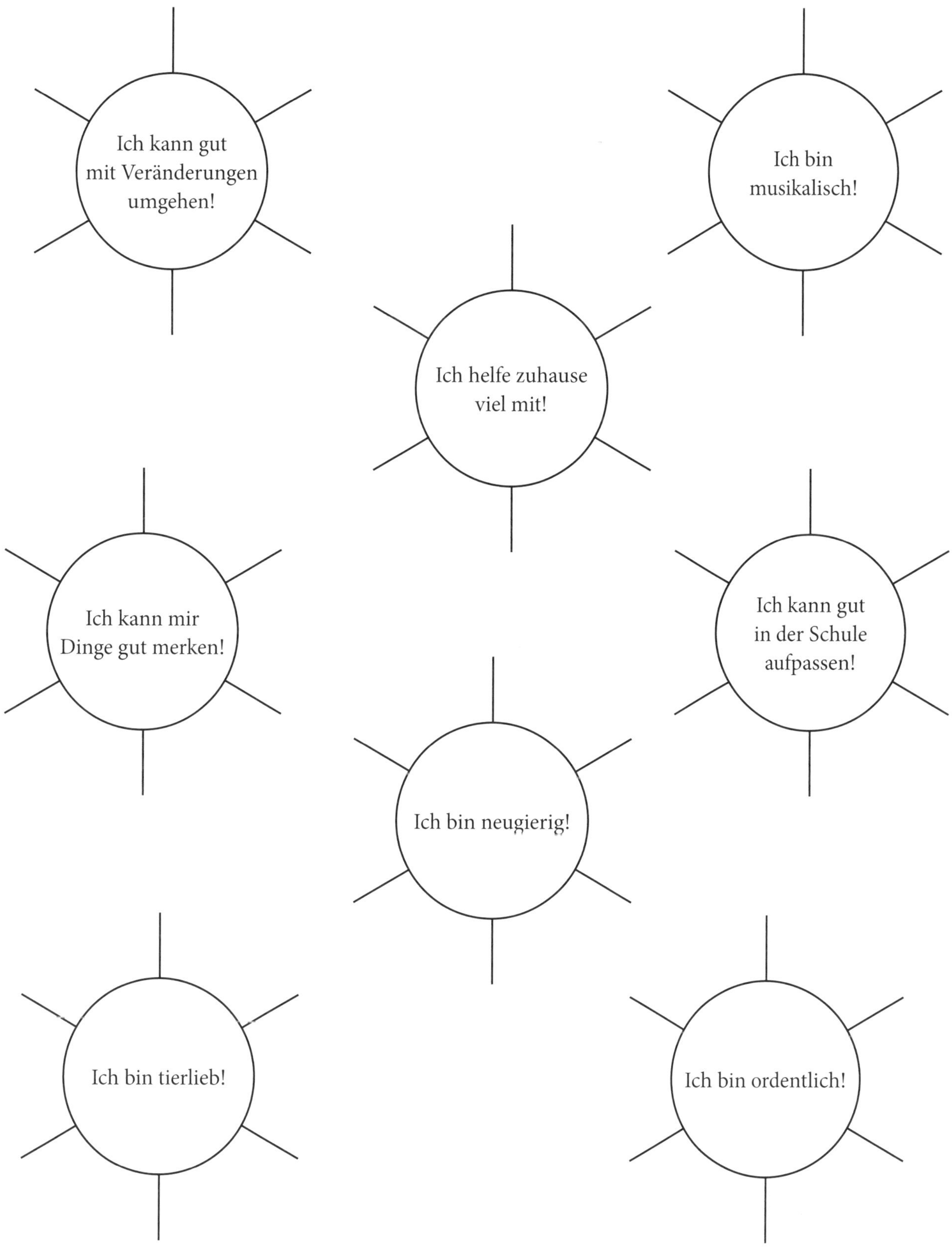

Stärken- und Talente-Fragebogen

Nr.		Trifft zu	Trifft etwas zu	Trifft nicht zu
1	Ich mag es, neue Leute kennenzulernen.			
2	Es gibt Menschen, denen ich vertrauen kann.			
3	Ich bewege mich gerne und mache regelmäßig Sport.			
4	Ich habe mindestens ein Hobby, das ich regelmäßig durchführe.			
5	Ich schlafe regelmäßig.			
6	Ich weiß, was mir gut tut, wenn es mir nicht so gut geht.			
7	Ich bin hilfsbereit.			
8	Es fällt mir leicht, vor anderen Menschen zu sprechen.			
9	Ich treffe mich gern und viel mit Freunden.			
10	Ein Elternteil ist oder beide Eltern sind immer für mich da.			
11	Unter meinen Verwandten (Großeltern, Tante, Cousinen) gibt es Menschen, die eine wichtige Rolle in meinem Leben spielen und mich unterstützen.			
12	Ich kann selbstständig meine täglichen Routinen durchführen, wie Zähne putzen oder mich waschen.			
13	Es fällt mir leicht, meine Meinung zu vertreten.			
14	Ich mache meine Hausaufgaben selbstständig.			
15	Ich kann alleine einkaufen gehen.			
16	Mathematische Aufgaben fallen mir leicht.			
17	Ich bin gut im Kopfrechnen.			
18	Ich verstehe Technik schnell (beispielsweise wie die Fernbedienung funktioniert).			
19	Ich bin gerne kreativ.			
20	Ich schreibe regelmäßig Tagebuch.			
21	Ich habe ein gutes Verhältnis zu den meisten Lehrern und Lehrerinnen.			
22	Ich bin mit meinen Schulnoten zufrieden.			
23	Ich bin neugierig und lerne gerne neue Dinge.			
24	Ich gehe mit meinen Sachen ordentlich um.			
25	Es fällt mir leicht, mein Zimmer aufzuräumen.			

Stärken- und Talente-Fragebogen

Nr.		Trifft zu	Trifft etwas zu	Trifft nicht zu
26	Ich traue mir viel zu.			
27	Ich helfe zuhause im Haushalt mit.			
28	Ich mache regelmäßig Entspannungsübungen (Atemübungen, meditieren).			
29	Ich genieße es, Zeit für mich zu haben.			
30	Ich habe ein Haustier, mit dem ich mich gerne beschäftige.			
31	Ich denke mir gerne neue Produkte aus.			
32	Ich richte gerne mein Zimmer immer wieder neu ein.			
33	Ich habe viele Ideen für Geschichten oder Songs.			
34	Ich mag Veränderungen.			
35	Ich kann mich gut durchsetzen und bekomme meist, was ich möchte.			
36	Ich bin gut darin zu merken, wie es anderen geht.			
37	Meine Geschwister sind für mich da und unterstützen mich.			
38	Ich tausche mich regelmäßig mit Freunden darüber aus, wie es uns geht.			
39	Ich werde bei Geschichten und Filmen schnell emotional.			
40	Ich kann gut erkennen, was andere gerade von mir brauchen.			
41	Wenn jemand traurig ist, werde ich oft selbst auch traurig.			
42	Ich erzähle zuhause von meinem Alltag und davon, wie es mir gerade geht.			
43	In der Pause (Kindergarten/Schule) fühle ich mich wohl und habe Spaß.			
44	In der Schule lerne ich viel Neues.			
45	Ich esse viel Obst und Gemüse.			
46	Ich trinke jeden Tag genug Wasser.			
47	Wenn ein Freund ein Problem hat, überlege ich direkt, was ihm helfen könnte.			
48	Ich übernehme gerne kleine Aufgaben, zum Beispiel die Tafel wischen in der Schule.			
49	Wenn ich etwas suche, finde ich es schnell.			

Stärken- und Talente-Fragebogen

Nr.		Trifft zu	Trifft etwas zu	Trifft nicht zu
50	Ich denke immer an meine Hausaufgaben.			
51	Ich erledige die meisten Aufgaben, ohne dass mich jemand daran erinnern muss.			
52	Ich habe Spaß am Lösen von Sudokus oder puzzle gerne.			
53	Ich bin gerne und viel draußen an der frischen Luft.			
54	Ich habe viele Hobbys, denen ich regelmäßig nachgehe.			
55	Ich erfahre gerne etwas über fremde Kulturen.			
56	Ich höre gerne Musik und kann mich dabei gut entspannen.			

Die Stärken und Talente meines Kindes

Nr.		Trifft zu	Trifft etwas zu	Trifft nicht zu
1	Mein Kind mag es, neue Leute kennenzulernen.			
2	Mein Kind ist neugierig und lernt gerne neue Dinge.			
3	Es gibt Menschen, denen mein Kind vertrauen kann.			
4	Mein Kind bewegt sich gerne und macht regelmäßig Sport.			
5	Mein Kind hat mindestens ein Hobby, das es regelmäßig durchführt.			
6	Mein Kind weiß, was ihm gut tut, wenn es ihm nicht so gut geht.			
7	Mein Kind schläft regelmäßig.			
8	Mein Kind ist hilfsbereit.			
9	Es fällt meinem Kind leicht, vor anderen Menschen zu sprechen.			
10	Mein Kind trifft sich gern und viel mit Freunden.			
11	Ein Elternteil ist oder beide Eltern sind immer für mein Kind da.			
12	Unter den Verwandten (Großeltern, Tante, Cousinen) gibt es Menschen, die eine wichtige Rolle im Leben meines Kindes spielen und es unterstützen.			
13	Mein Kind kann selbstständig seine täglichen Routinen durchführen, wie Zähne putzen oder sich waschen.			
14	Es fällt meinem Kind leicht, seine Meinung zu vertreten.			
15	Mein Kind macht seine Hausaufgaben selbstständig.			
16	Mein Kind kann allein einkaufen gehen.			
17	Mathematische Aufgaben fallen meinem Kind leicht.			
18	Mein Kind ist gut im Kopfrechnen.			
19	Mein Kind versteht Technik schnell (beispielsweise wie die Fernbedienung funktioniert).			
20	Mein Kind ist gerne kreativ.			
21	Mein Kind schreibt regelmäßig Tagebuch.			
22	Mein Kind hat ein gutes Verhältnis zu den meisten Lehrern und Lehrerinnen.			
23	Mein Kind ist mit seinen Noten zufrieden.			
24	Mein Kind denkt sich gerne neue Produkte aus.			

Die Stärken und Talente meines Kindes

Nr.		Trifft zu	Trifft etwas zu	Trifft nicht zu
25	Mein Kind geht mit seinen Sachen ordentlich um.			
26	Es fällt meinem Kind leicht, sein Zimmer aufzuräumen.			
27	Mein Kind traut sich viel zu.			
28	Mein Kind hilft zuhause im Haushalt mit.			
29	Mein Kind macht regelmäßig Entspannungsübungen (Atemübungen, meditieren).			
30	Mein Kind genießt es, Zeit für sich zu haben.			
31	Mein Kind hat ein Haustier, mit dem es sich gerne beschäftigt.			
32	Mein Kind hört gerne Musik und kann sich dabei entspannen.			
33	Mein Kind richtet gerne sein Zimmer immer wieder neu ein.			
34	Mein Kind hat viele Ideen für Geschichten oder Songs.			
35	Mein Kind mag Veränderungen.			
36	Mein Kind kann sich gut durchsetzen und bekommt meist, was es möchte.			
37	Mein Kind ist gut darin zu merken, wie es anderen geht.			
38	Die Geschwister sind für mein Kind da und unterstützen es.			
39	Mein Kind tauscht sich regelmäßig mit Freunden darüber aus, wie es ihnen geht.			
40	Mein Kind wird bei Geschichten und Filmen schnell emotional.			
41	Mein Kind trinkt jeden Tag genug Wasser.			
42	Wenn ein Freund meines Kindes ein Problem hat, überlegt es direkt, was ihm helfen könnte.			
43	Mein Kind übernimmt gerne kleine Aufgaben für Erwachsene, zum Beispiel die Tafel wischen in der Schule.			
44	Wenn mein Kind etwas sucht, findet es dieses schnell.			
45	Mein Kind denkt meist an seine Hausaufgaben.			
46	Mein Kind erledigt die meisten Aufgaben, ohne dass jemand es daran erinnern muss.			
47	Mein Kind hat Spaß am Lösen von Sudokus oder puzzelt gerne.			
48	Mein Kind ist gerne und viel draußen an der frischen Luft.			

Die Stärken und Talente meines Kindes

Nr.		Trifft zu	Trifft etwas zu	Trifft nicht zu
49	Mein Kind hat viele Hobbys, denen es regelmäßig nachgeht.			
50	Mein Kind erfährt gerne etwas über fremde Kulturen.			
51	Mein Kind kann gut erkennen, was andere gerade von ihm brauchen.			
52	Wenn jemand traurig ist, wird mein Kind oft selbst auch traurig.			
53	Mein Kind erzählt zuhause von seinem Alltag und davon, wie es ihm gerade geht.			
54	In der Pause (Kindergarten/Schule) fühlt mein Kind sich wohl und hat Spaß.			
55	In der Schule lernt mein Kind viel Neues.			
56	Mein Kind isst viel Obst und Gemüse.			

Auswertung des Fragebogens Stärken und Talente

Ordnen Sie im ersten Schritt die Aussagen der Fragebögen (KJ-Fragebogen und Elternfragebogen) jeweils den Kategorien zu (siehe Auflistung unten). Zählen Sie dann zusammen, wie oft bei den verschiedenen Kategorien »trifft zu« angekreuzt wurde. »Trifft etwas zu« zählt als halber Punkt. Tragen Sie die Punkte in die Tabellen ein.

Auswertung des Fragebogens für Kinder und Jugendliche

Kategorie	Aussagen dieser Kategorie	Punkte des KJ-Fragebogens
Rückhalt in Familie	10, 11, 37, 42	
Beziehungsnetz	2, 9, 30, 38	
Logisches Denken	16, 17, 18, 52	
Kreativität	19, 31, 32, 33	
Selbstständigkeit	12, 14, 15, 51	
Positive Aktivitäten	4, 53, 54, 56	
Offenheit	1, 23, 34, 55	
Selbstbewusstsein	8, 13, 26, 35	
Selbstfürsorge	6, 20, 28, 29	
Organisation und Ordnung	24, 25, 49, 50	
Hilfsbereitschaft	7, 27, 47, 48	
Empathie und Feinfühligkeit	36, 39, 40, 41	
Körperliche Gesundheit	3, 5, 45, 46	
Positive Erfahrungen mit Schule	21, 22, 43, 44	

Auswertung des Fragebogens Stärken und Talente

Auswertung des Elternfragebogens

Kategorie	Aussagen dieser Kategorie	Punkte des Elternfragebogens
Rückhalt in Familie	11, 12, 38, 53	
Beziehungsnetz	3, 10, 31, 39	
Logisches Denken	17, 18, 19, 47	
Kreativität	20, 24, 33, 34	
Selbstständigkeit	13, 15, 16, 46	
Positive Aktivitäten	5, 32, 48, 49	
Offenheit	1, 2, 35, 50	
Selbstbewusstsein	9, 14, 27, 36	
Selbstfürsorge	6, 21, 29, 30	
Organisation und Ordnung	25, 26, 44, 45	
Hilfsbereitschaft	8, 28, 42, 43	
Empathie und Feinfühligkeit	37, 40, 51, 52	
Körperliche Gesundheit	4, 7, 41, 56	
Positive Erfahrungen mit KiTa oder Schule	22, 23, 54, 55	

Der Fragebogen kann als Diagnostik vor und nach der Therapie genutzt werden, um zu überprüfen, welche Stärken hinzugekommen sind.

Ergebnisse einordnen

0–1 Punkte: Aktuell noch keine Stärke des Kindes

2–3 Punkte: Das Kind kann diese Stärke noch ausbauen

4 Punkte: Hier hat das Kind eine deutliche Stärke!

Mein Elternstärken-Fragebogen

Meine größten Stärken als Elternteil:

....

....

In diesen Momenten fühlt mein Kind sich von mir gesehen und geliebt:

....

....

In meiner Erziehung funktioniert am besten:

....

....

Das habe ich schon dazugelernt, seit ich Mutter/Vater bin:

....

....

Was hilft mir, mich bei einem Konflikt mit meinem Kind zu beruhigen?

....

....

Das sind meine Kraftquellen, um neue Energie zu tanken:

....

....

Welche Werte sind mir im Umgang mit meinem Kind wichtig?

....

....

Welches Verhalten in schwierigen Situationen möchte ich meinem Kind vorleben?

....

....

Mein Elternstärken-Fragebogen

Wer oder was hilft mir, wenn ich belastet bin?

....

....

Mit wem kann ich mich über mein Kind austauschen? Wer unterstützt mich in Erziehungsfragen?

....

....

Auf wen kann ich mich verlassen, wenn es um die Betreuung meines Kindes geht?

....

....

Diese Stärken anderer Familienmitglieder könnten für mein Kind hilfreich sein:

....

....

Ich wünsche mir, dass mein Kind in der Therapie folgende Stärken sammeln kann:

....

....

AB 8 • E

Mein Elternstärken-Fragebogen: Rating

Es folgt eine Aufzählung von Stärkenbereichen, die den Elternkompetenzen zugeordnet werden. Bitte schätzen Sie ein, wie stark Ihre Stärke in diesem Kompetenzbereich aktuell bereits ausgeprägt ist, und geben Sie im zweiten Schritt an, wie sehr Sie sich hier eine Förderung der Stärke wünschen würden. Schreiben Sie die für Sie passende Zahl hinter die Stärken (auf einer Skala von 1= ›keine Stärke‹ bis 10 = ›ausgeprägte Stärke‹ bzw. 1 = ›diese Stärke möchte ich nicht weiterentwickeln‹ bis 10 = ›diese Stärke möchte ich unbedingt weiterentwickeln‹).

So stark schätze ich meine Stärke ein:

- ☐ passend auf die Bedürfnisse meines Kindes reagieren
- ☐ Organisation des Familienalltags
- ☐ mir Unterstützung von Freunden und Familie holen
- ☐ mein Kind aktiv fördern
- ☐ Erfüllen meiner eigenen Bedürfnisse (Selbstfürsorge)
- ☐ Wissen über Entwicklung und Verhalten von Kindern und Jugendlichen
- ☐ eine liebevolle Interaktion mit meinem Kind gestalten
- ☐ mein Kind bei starken Gefühlen begleiten und ihm helfen, sich wieder zu beruhigen
- ☐ meinem Kind Orientierung anbieten
- ☐ meinem Kind Grenzen setzen

So sehr würde ich diese Stärke gerne weiterentwickeln:

- ☐ passend auf die Bedürfnisse meines Kindes reagieren
- ☐ Organisation des Familienalltags
- ☐ mir Unterstützung von Freunden und Familie holen
- ☐ mein Kind aktiv fördern
- ☐ Erfüllen meiner eigenen Bedürfnisse (Selbstfürsorge)
- ☐ Wissen über Entwicklung und Verhalten von Kindern und Jugendlichen
- ☐ eine liebevolle Interaktion mit meinem Kind gestalten
- ☐ mein Kind bei starken Gefühlen begleiten und ihm helfen, sich wieder zu beruhigen
- ☐ meinem Kind Orientierung anbieten
- ☐ meinem Kind Grenzen setzen

Erste Ideen sammeln: Das könnte ich tun, um meine Elternkompetenzen zu stärken:

....

....

AB 9 • T

Leitfaden für ein Gespräch mit Kindern und Jugendlichen über Stärken

Wenn Kinder oder Jugendliche zum ersten Mal zur Therapie kommen, wissen Sie oft nicht genau, was sie erwartet. Gerade während des Beziehungsaufbaus ist es daher wichtig, den Fokus nicht nur auf die vorhandenen Probleme oder schwierige Themen zu lenken, sondern nach Stärken, Gelingendem und Ressourcen zu fragen. Lesen Sie Ihren Patient:innen die folgenden Fragen vor und notieren sich die Antworten.

Wofür begeisterst du dich? Was macht dir richtig viel Spaß?

Was kannst du gut? Was sind deine Stärken?

Was hast du schon ausprobiert, um mit deinem Problem umzugehen / damit es dir besser geht? Gab es etwas, das gut funktioniert hat?

Hast du schon einmal etwas richtig gut gemacht und wurdest dafür gelobt?

Was sind aus deiner Sicht die Stärken deiner Familie?

Gibt es etwas, was gut gerne noch viel besser können würdest?

Gibt es etwas, was du schon immer einmal tun wolltest, aber bisher noch nicht gemacht hast?

AB 10 • T

Umgang mit der eigenen psychischen Erkrankung und belastenden Situationen

Gerade am Anfang einer Therapie kann es wichtig sein, die Patient:innen nach hilfreichem Umgang mit ihren Symptomen oder Problemen zu fragen und herauszufinden, welche Stärken und Ressourcen im Bewältigen von Alltagssituationen vorhanden sind.

»Heute möchte ich gern mehr über deinen Umgang mit deinen Problemen und schwierigen Situationen im Alltag erfahren. Dabei interessiert mich vor allem, was bereits gut funktioniert und was dir helfen kann.«

Was hilft dir, wenn es dir schlecht geht?

....

....

....

Wen kannst du um Hilfe bitten oder wer tröstet dich, wenn es dir schlecht geht?

....

....

Haben deine Symptome auch Vorteile? Was ist das Gute daran?

....

....

Was glaubst du, möchte dein Körper dir mit diesen Symptomen sagen?

....

....

Wenn deine Symptome plötzlich weggezaubert wären, was würdest du anders machen?

....

....

Wie kannst du dich beruhigen, wenn du wütend bist?

....

....

Leitfaden für ein Elterngespräch zum Thema Stärken und Ressourcen

Welche Fähigkeiten hat Ihr Kind? Was kann es gut?

....

....

Für welche Themen oder Aktivitäten interessiert sich Ihr Kind?

....

Gibt es Momente, in denen das problematische Verhalten Ihres Kindes nicht auftritt? Was ist in diesen Momenten anders?

....

....

Welche Momente mit Ihrem Kind sind schön? Wann fühlen Sie sich mit Ihrem Kind verbunden?

....

....

Hat Ihr Kind versteckte Talente und Begabungen, die Sie gerne fördern würden?

....

....

Hat Ihr Kind Sie schon einmal positiv überrascht? Was war geschehen?

....

....

Welche eigene Stärke entdecken Sie in Ihrem Kind wieder?

....

....

Hat Ihr Kind Ihnen schon mal ein Geschenk oder ein Kompliment gemacht? Wie war das für Sie?

....

....

Positive Eigenschaften von mir und von meinem Kind

Kreuzen Sie an, welche positiven Beschreibungen auf Sie selbst zutreffen und welche positiven Eigenschaften Sie bei Ihrem Kind bemerken.

Eigenschaft	Trifft auf mich zu	Trifft auf mein Kind zu
mutig		
kreativ		
großzügig		
verständnisvoll		
hilfsbereit		
geduldig		
aufmerksam		
witzig		
sensibel		
kontaktfreudig		
organisiert		
entschlossen		
verantwortungsbewusst		
ehrlich		
fleißig		
verspielt		
zuverlässig		
liebevoll		
fröhlich		
tatkräftig		
zugewandt		
fantasievoll		
selbstständig		
selbstbewusst		

Gedankenblume: Stärken meiner Patient:innen und der Bezugspersonen

Tragen Sie spontan in die nachstehenden Gedankenblumen (nach Engelmann, 2022) die Gedanken ein, die Ihnen in den Sinn kommen, wenn Sie über die Stärken Ihres Patienten bzw. Ihrer Patientin und dessen/deren Bezugspersonen nachdenken.

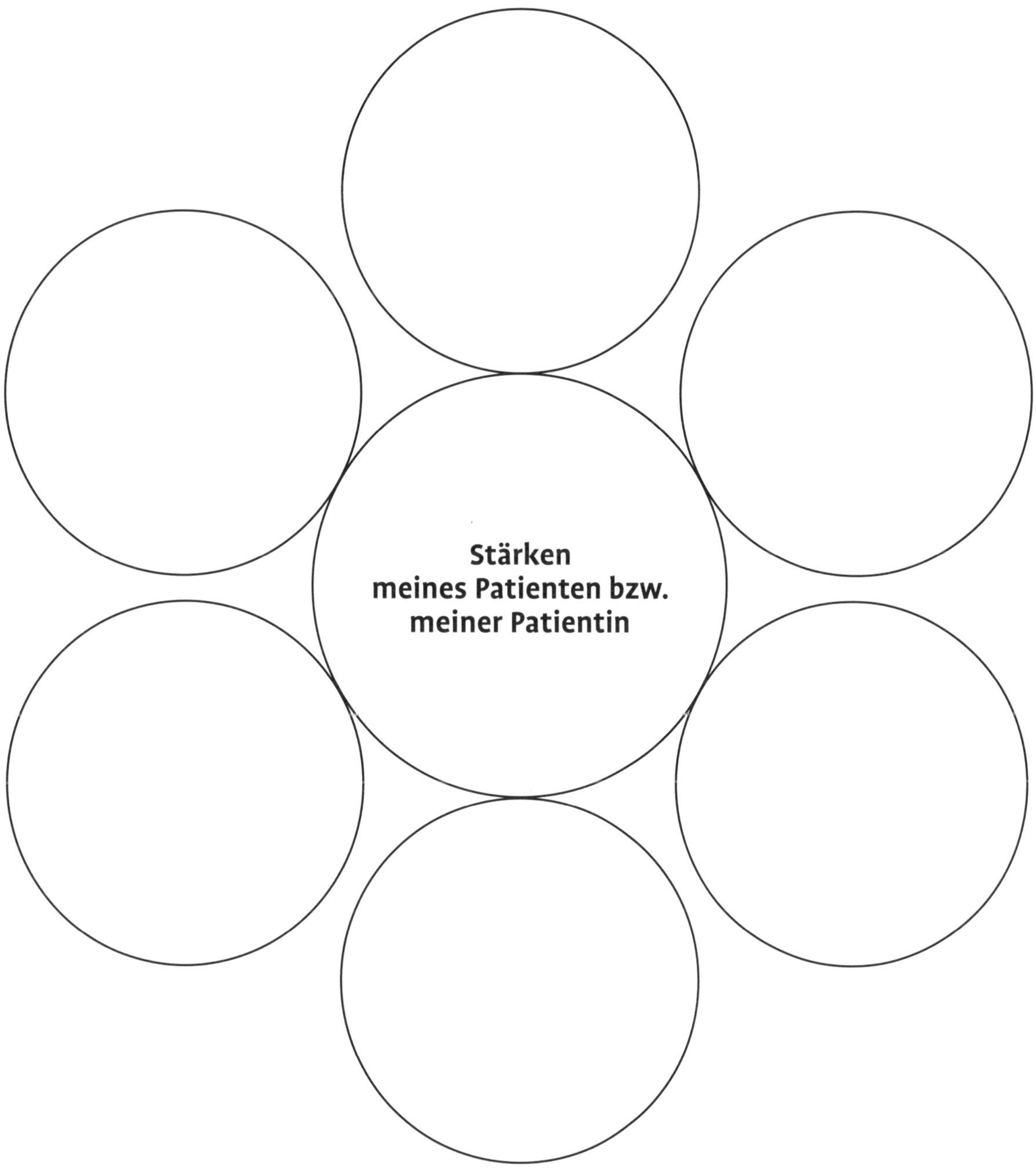

Gedankenblume: Stärken meiner Patient:innen und der Bezugspersonen

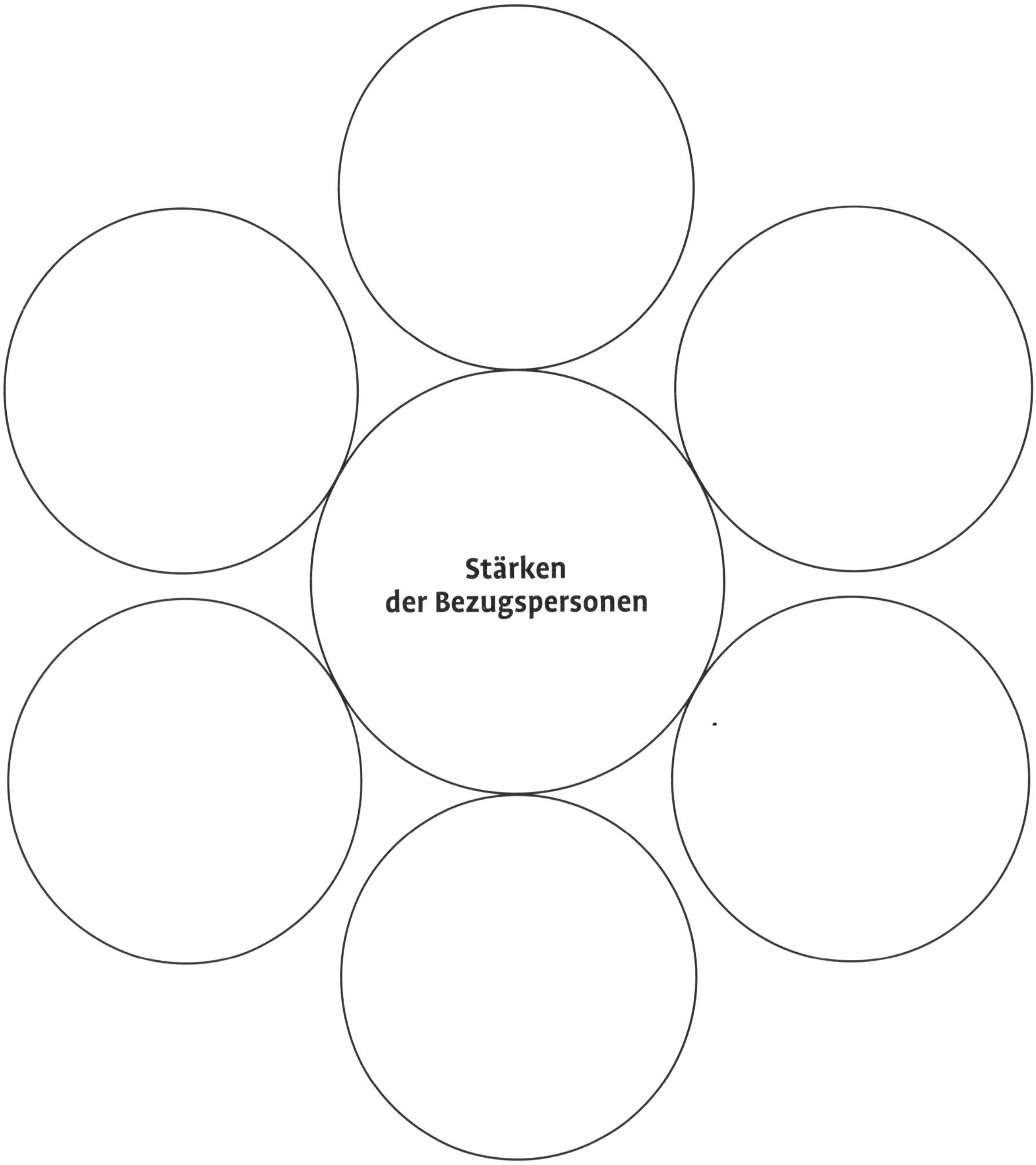

2 Was macht Kinder und Jugendliche stark? Psychoedukation

Das Kapitel »Was macht Kinder und Jugendliche stark?« besteht aus psychoedukativen Materialien zum Thema *Stärken stärken* bei Kindern und Jugendlichen. In der Therapie sehen wir oft Kinder, die fest davon überzeugt sind, an ihren Symptomen nichts verändern zu können und ihrer Umwelt mit all ihren Problemen und Herausforderungen schutzlos ausgeliefert zu sein. Diese Kinder haben in ihrem Leben vermutlich bisher wenige Momente der Selbstwirksamkeit erfahren und nicht gelernt, wie man Problemen aktiv begegnet.

Die Materialien dieses Kapitels richten sich an die Eltern und Bezugspersonen – je besser diese verstehen, was Kinder und Jugendliche stark macht, desto besser ist es für die Entwicklung des Patienten bzw. der Patientin.

Der Fokus wird darauf gerichtet, was Kinder und Jugendliche brauchen, um innerlich zu wachsen, beispielsweise ein positives Mindset, Erfolgserlebnisse oder Momente, in denen sie stolz auf eigene Fähigkeiten sein und diese präsentieren dürfen. Außerdem liefern einige Materialien konkrete Informationen über hilfreiches Elternverhalten, etwa wie man stärkende Sätze oder Danken als positives Feedback nutzen kann. Für Schulkinder kann ein Stärkenzeugnis gestaltet werden.

Arbeits- und Informationsmaterial

INFO 1 Was Kinder und Jugendliche stark macht
Auf diesem Informationsblatt wird ein Überblick gegeben, wie Ressourcen bei Kindern und Jugendlichen gestärkt werden können und was sie brauchen, um innerliche Stärke zu entwickeln. Die Resilienz wird als Immunsystem der Psyche vorgestellt. Es wird erklärt, dass Resilienz nicht angeboren und daher erlernbar ist. Eltern werden ermutigt, die innere Stärke ihrer Kinder zu fördern.

INFO 2 Mindset starker Kinder
Dieses Informationsblatt klärt über die Unterschiede von einem starren, hemmenden und einem stärkenden Mindset auf. Je nachdem, wie das Mindset aussieht, reagieren Kinder unterschiedlich auf die Herausforderungen ihrer Umwelt. Es werden positive und negative Beispiele genannt.

AB 14 Entwicklungsschritte aufzeigen
Wenn Kinder belastet und/oder verhaltensauffällig sind, bekommen sie oftmals in ihrem Alltag viel negative Rückmeldung. Daher ist es wichtig, den Kindern regelmäßig Rückmeldung über positive Fortschritte zu geben – selbst wenn es kleine Fortschritte sind. Dies kann dazu beitragen, dass die Kinder sich wieder als selbstwirksamer erleben und die Motivation für weitere Fortschritte wächst.

AB 15 Stärkende Glaubenssätze von Kindern und Jugendlichen mitgestalten
Auf diesem Arbeitsblatt wird beschrieben, wie Eltern und Bezugspersonen stärkende Glaubenssätze von Kindern und Jugendlichen mitgestalten können, beispielsweise indem sie eine positive Selbstverbalisation unterstützen. Außerdem wird die Methode des Lobs aus der Gerüchteküche vorgestellt. Eltern können aufschreiben, welche positiven Glaubenssätze sie sich für ihre Kinder wünschen und wie sie diese sprachlich ausdrücken könnten.

INFO 3 Sätze, um Kindern den Rücken zu stärken
Dieses Arbeitsblatt beschreibt Möglichkeiten, Kindern in herausfordernden Situationen stärkend zur Seite zu stehen, beispielsweise durch stärkende Sätze und Gesten.

AB 16 Den Fokus auf Stärken lenken
Auf diesem Arbeitsblatt wird anhand von Beispielen die Kunst des Reframings erklärt. Aussagen wie »Immer bist du so unruhig!« könnten beispielsweise umgedeutet werden in »Du hast viel Energie!«. Im zweiten Schritt können die Eltern eigene Aussagen aufschreiben und überlegen, wie diese umgedeutet werden könnten. Das Ziel dieser Übung ist, neue Perspektiven aufzuzeigen und den Fokus weniger auf Schwächen und mehr auf Stärken zu lenken.

AB 17 Meinem Kind Geschenke der Wertschätzung machen
Dieses Arbeitsblatt dient Eltern als Dokumentation des Einübens einer wertschätzenden Kommunikation mit ihrem Kind. Neben der Auslistung des wertschätzenden Verhaltens an sich kann dokumentiert werden, wie das Kind auf das Geschenk der Wertschätzung reagiert und wie das Elternteil sich dabei gefühlt hat.

AB 18 Danken als positives Feedback nutzen
Auf diesem Arbeitsblatt wird erläutert, dass ein regelmäßiges Bedanken für positives Verhalten bei Kindern dieses positive Verhalten verstärken kann, das Kind sich gesehen fühlt, sein Selbstbewusstsein wächst und die Eltern-Kind-Beziehung dadurch gestärkt werden kann. Die Eltern werden dazu angeregt, für einige Tage dem Kind bewusst zu danken und die Reaktionen des Kindes zu beobachten. In eine Tabelle können die Eltern eintragen, wofür sie gedankt haben, wie das Kind reagiert hat und wie sich das Kind insgesamt an dem Tag verhalten hat.

AB 19 Stärkende Botschaften to go
Auf diesem Arbeitsblatt gibt es stärkende Botschaften, die von Eltern ausgeschnitten und ihren Kindern mitgegeben werden können. Die Botschaften lauten beispielsweise: Du bist spitze! Ich habe dich gern! Du bist wundervoll, so wie du bist! Du bist mir so wichtig!

AB 20 Dein Stärkenzeugnis
Auf diesem Arbeitsblatt können Eltern, Therapeut:innen oder andere wichtige Bezugspersonen für Kinder ein Stärkenzeugnis schreiben. Sie können beispielsweise beschreiben, was das Kind in letzter Zeit alles geschafft hat, was das Kind stark macht, was es neu gelernt hat und worauf es stolz sein kann.

INFO 4 Externalisierung des Problems
Auf diesem Informationsblatt wird die Methode der Externalisierung vorgestellt und erklärt, warum die Anwendung zur Stärkung von Kindern und Jugendlichen sinnvoll sein kann.

INFO 5 Kindern einen Kompetenzvorsprung gewähren
Auf diesem Informationsblatt wird erklärt, wie man den Kompetenzvorsprung nutzen kann, um Kindern ein innerliches Wachstum zu ermöglichen. Verschiedene Möglichkeiten werden vorgestellt, beispielsweise können Kinder eine neu erlernte Fähigkeit vorführen oder sie dürfen ein Regelspiel erklären.

AB 21 Wir und unsere Gefühle: Umgang mit Gefühlen in der Familie
Auf diesem Arbeitsblatt werden Vorschläge präsentiert, wie in Familien das Thema Gefühle behandelt werden kann. Beispielsweise können regelmäßige Gefühlsrunden geplant werden, eine Gefühlsampel kann eingesetzt werden oder es kann gemeinsam ein Gefühlsmemory mit Fotos der Familienmitglieder gebastelt werden.

AB 22 Wut-Experimente: Komm, wir sind gemeinsam wütend!
Auf diesem Arbeitsblatt werden verschiedene Experimente zum Umgang mit Wut vorgestellt, die in den Familien gemeinsam mit dem Kind eingeübt und ausprobiert werden sollen, beispielsweise sich gemeinsam auspowern, sich auf einen Sinnesreiz konzentrieren oder sich in eine Wuthöhle kuscheln. Zusätzlich wird beschrieben, wie Eltern den Wutmoment begleiten können.

AB 23 Schau mal, was ich kann!

Auf diesem Arbeitsblatt wird beschrieben, wie man mit Kindern eine neue Fähigkeit einüben kann und wie Kinder diese vorführen könnten. Das Kind kann beispielsweise etwas auf einem Instrument vorspielen, einen Zaubertrick zeigen oder ein Puppentheater vorspielen. Wichtig ist dabei nicht die Leistung des Kindes, sondern die Anerkennung der Erwachsenen für die Anstrengung und Fähigkeit des Kindes.

AB 24 Spür mal, wie viel Kraft ich habe!

Auf diesem Arbeitsblatt werden Übungen beschrieben, bei denen Kinder sich in ihrer eigenen Kraft erleben und sich dadurch stark fühlen können. Die Aufgabe des Erwachsenen dabei ist es, genau so viel dagegenzuhalten, dass das Kind an seine Grenzen kommt und sich in seiner Kraft spürt. Nachdem dieser Moment etwas gehalten wird, kann dem Kind ein Erfolgserlebnis ermöglicht werden.

AB 25 Fehler sind Helfer

Auf diesem Arbeitsblatt wird beschrieben, wie Kindern und Jugendlichen ein konstruktiver und gesunder Umgang mit Fehlern beigebracht werden kann und dass es erst durch Fehler möglich ist, zu lernen. Es folgen einige Reflexionsfragen für Eltern, wie beispielsweise: Welcher Umgang mit Fehlern wurde mir beigebracht? Wie geht es mir, wenn mir ein Fehler passiert? Wie gehe ich in diesen Momenten mit mir selbst um?

AB 26 Kindern Zuversicht vermitteln

Auf diesem Arbeitsblatt geht es um die Bedeutung von Noch-nicht-Sätzen und dem Vermitteln von Zuversicht. Wer etwas noch nicht kann, kann es noch lernen. Die Eltern können die Themen ihrer Kinder in Noch-nicht-Sätzen ausdrücken, beispielsweise: Mein Kind kann seine Wut noch nicht gut regulieren. Es werden außerdem Beispielaussagen angeboten, wie Kindern Zuversicht vermittelt werden kann. Eltern erhalten zudem die Möglichkeit, eigene Ideen aufzuschreiben, wie sie ihrem Kind Zuversicht vermitteln könnten. Außerdem können die Eltern reflektieren, warum es für Kinder und Jugendliche wichtig sein könnte, dass ihre Bezugspersonen zuversichtlich sind.

Was Kinder und Jugendliche stark macht

Resilienz: Das Immunsystem der Psyche

Begriff »Resilienz« bezeichnet die Fähigkeit, selbst nach schweren Lebenskrisen wieder auf die Beine zu kommen. Als Metapher für Resilienz könnte man den Begriff *Immunsystem der Psyche* verwenden.

Die gute Nachricht lautet: Immunsysteme können gestärkt werden! Beim Immunsystem des Körpers braucht es dafür Vitamine, frische Luft, Bewegung, eine gesunde Ernährung. Anders verhält es sich mit dem Immunsystem unserer Psyche – neben den Dingen, die dem Körper guttun (denn Körper und Psyche sind immerhin unweigerlich miteinander verbunden), braucht die Psyche vor allem Wertschätzung, Liebe, Gemeinschaft. Kinder und Jugendliche sehnen sich danach, dazuzugehören und angenommen zu werden – mit all ihren Gefühlen, Stärken, Schwächen, Verhaltensweisen und kleinen Besonderheiten. Wenn sie dann auch noch ihre persönlichen Talente ausbauen und sich selbst verwirklichen können, ist das ein großer Pluspunkt und führt zu Glück und Zufriedenheit.

Manche Kinder gelten als stark, abgehärtet, resilient. Eine Krise wirft sie nicht so schnell aus der Bahn. Dann wiederum gibt es Kinder, die sensibler und mit starken Gefühlen auf ihre Umwelt reagieren.

Starke Kinder …

- ▶ suchen sich aktiv Hilfe und erzählen, wenn ihnen etwas Schlimmes passiert.
- ▶ versuchen, Probleme zu lösen.
- ▶ haben Vertrauen in ihre eigenen Fähigkeiten.
- ▶ entwickeln ihre Fähigkeiten und Begabungen.

Grundlagen • Resilienzforschung

Was Kindern innere Stärke verleiht, wissen wir aus der Resilienzforschung. So konnte Folgendes nachgewiesen werden (z. B. Welter-Enderlin & Hildebrand, 2006):

- ▶ Resilienz ist nicht angeboren und daher erlernbar.
- ▶ Resilienz kann mit der Zeit und unter verschiedenen Umständen variieren. Kein Mensch ist immer gleich widerstandsfähig.
- ▶ Die Wurzeln für die Entwicklung von Resilienz liegen einerseits in der Person des Menschen, andererseits in seiner Lebensumwelt.

Das Konzept der Resilienz legt den Fokus auf die Bewältigung von Risikosituationen sowie auf die Fähigkeiten, die Ressourcen und die Stärken jedes einzelnen Kindes, ohne dabei Probleme zu ignorieren oder zu unterschätzen. Der gesunde Umgang mit Stress ist folglich ein wichtiger Schutzfaktor sowie ein Indikator für innere Stärke.

Was Kinder und Jugendliche stark macht

Wie sich ein positives Selbstbild entwickelt
Kinder sind darauf angewiesen, ihr Selbst von den Eltern und anderen Bezugspersonen positiv gespiegelt zu bekommen, damit sie Selbstvertrauen und innere Stärke entwickeln können. Der Selbstwert entwickelt sich positiv, wenn …

- Kinder einen positiven, liebevollen und schützenden Umgang erfahren.
- mit Kindern wertschätzend und in zugewandtem Tonfall gesprochen wird.
- Kinder sich in der Gegenwart ihrer Eltern wohl und geliebt fühlen.
- Kinder vermittelt bekommen: „Du bist okay, so wie du bist!"
- Kinder bei Herausforderungen von ihren Eltern unterstützt werden.
- Kinder lernen, dass Fehler dabei helfen zu lernen und dass es nicht schlimm ist, einen Fehler zu machen.
- Kinder positive Eigenschaften und Fähigkeiten gespiegelt bekommen.

Wichtig • Innere Stärke kann von Eltern gezielt gefördert werden

Wenn Eltern ihren Kindern einen wertschätzenden Umgang beibringen und darauf achten, eine gute Eltern-Kind-Bindung zu pflegen, stärken sie damit ihre Kinder fürs Leben!

Kinder ermutigen: Kinder trauen sich mehr, sich neuen Herausforderungen zu stellen, wenn sie dabei liebevoll unterstützt und ermutigt werden. Die innere Bereitschaft, sich etwas zuzutrauen oder mitzuarbeiten, wächst. Aussagen, um Kinder zu ermutigen:
- Das schaffst du locker!
- Ich helfe dir, wenn du nicht weiterkommst.
- Probiere es ruhig mal. Ich traue dir das zu!
- Ich bin sicher, dass du das kannst!

Mindset starker Kinder

Als Mindset bezeichnen wir innere Überzeugungen von Kindern und Jugendlichen. Je nachdem, wie das Mindset aussieht, reagieren Kinder auf die Herausforderungen ihrer Umwelt. Kinder mit einem negativ gefärbten Mindset sind schneller frustriert oder reagieren mit Schutzmechanismen wie Rückzug oder Aggression auf Frustration. Kinder mit positivem Mindset trauen sich mehr zu, probieren viel aus und lernen dadurch mehr. Sie entwickeln innere Stärke.

Starke Kinder

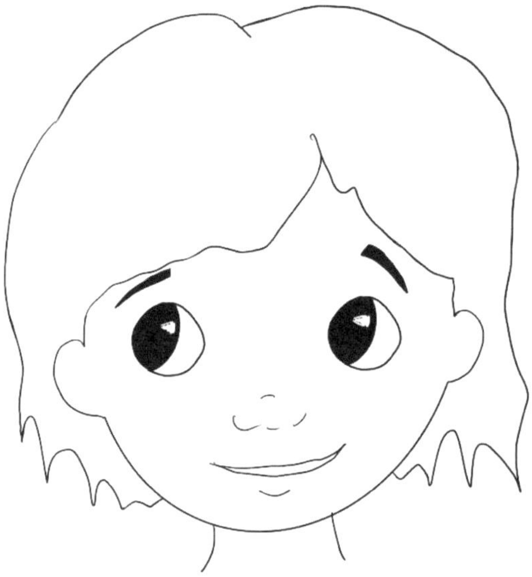

- Aus Fehlern kann man lernen.
- Ich probiere gerne Neues aus.
- Ich verbessere mich jeden Tag.
- Wenn es jetzt nicht klappt, versuche ich es später noch einmal.
- Ich kann mit anderen sprechen, wenn mich etwas ängstigt oder mir Sorgen bereitet.
- Ich kann aktiv nach Lösungen suchen und Situationen beeinflussen.
- Ich kann mein Verhalten in schwierigen Situationen kontrollieren.
- Ich bin zuversichtlich, dass alles gut wird.
- Ich vertraue auf meine Fähigkeiten.
- Ich werde geliebt.
- Ich habe Menschen um mich, die mich beschützen und denen ich vertrauen kann.

Unsichere Kinder

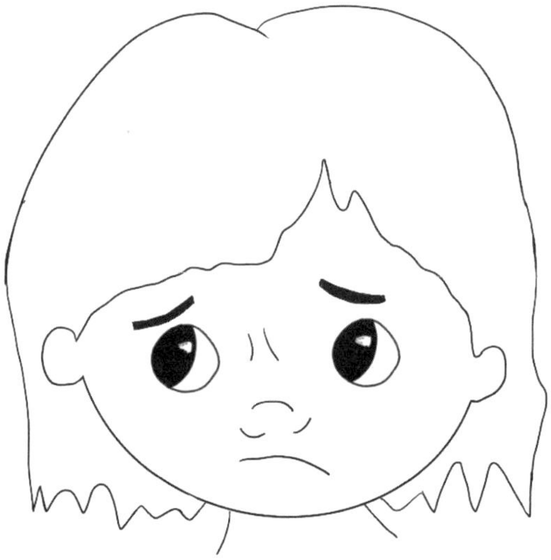

- Die anderen sind schuld.
- Wenn es nicht sofort klappt, gebe ich lieber auf.
- Das ist mir zu schwierig.
- Wahrscheinlich klappt es wieder nicht.
- Ich bin nicht genug.
- Ich kann niemandem vertrauen.
- Die Welt kann gefährlich sein.
- Ich bin meinen Gefühlen hilflos ausgeliefert.
- Mein Schicksal kann ich nicht beeinflussen.
- Ich bin nicht schön/schlank/schlau genug.

AB 14 • T E

Entwicklungsschritte aufzeigen

Fortschritte visualisieren

Viele Kinder genießen es, wenn ihre Fortschritte auf einem Stärken-Board, einer Stärken-Treppe oder einem Stärken-Haus eingetragen werden können. Diese können an einen gut sichtbaren Platz gehängt werden, beispielsweise in das Zimmer des Kindes oder des/der Jugendlichen.

- **Stärkenboard:** Erstellen Sie gemeinsam mit dem Kind ein Plakat, auf das es all seine Stärken schreiben, malen oder kleben (Bilder aus Zeitschriften oder aus dem Internet) darf. Stärken, die bereits sehr ausgeprägt sind, dürfen bunt umrandet werden.
- **Stärkentreppe:** Malen Sie mit dem Kind eine Treppe mit vielen Stufen. Unten an der Treppe steht »heute« (Ist-Stand). Auf die oberste Stufe kann das Kind die Stärke schreiben, die es erreichen möchte. Auf den Stufen können die Schritte eingetragen werden, die es braucht, um die Stärke zu fördern und auszubauen, beispielsweise: 1x in der Woche üben/trainieren.
- **Stärkenhaus:** Malen Sie mit dem Kind ein Haus mit vielen Zimmern. In die Zimmer kann das Kind die Stärken schreiben. Alle Zimmer mit Stärken, die für das Kind bereits zufriedenstellend ausgeprägt sind, werden angemalt. So merkt das Kind, dass das Haus immer bunter wird und es immer mehr Stärken sammelt.

Fortschritte an konkreten Beispielen festmachen

Bei der Rückmeldung ist es hilfreich, möglichst konkrete Beispiele anzuführen. Dadurch fühlt das Kind sich gesehen und es lernt, woran es eigene Fortschritte messen kann.

Tipp • Rückmeldung über aktuelle Fortschritte geben

- Letzte Woche war es noch viel schwieriger für dich, über deine Gefühle zu sprechen. Jetzt kannst du es schon besser.
- Willst du wissen, woran ich merke, dass du selbstbewusster wirst? Du schaust viel weniger auf den Boden, sondern traust dich, in die Gesichter zu schauen. Das ist schön.
- Du wirkst heute viel entspannter. Ich merke, dass du nicht mehr so viel herumwackelst, sondern ganz ruhig sitzt.
- Ich bin beeindruckt, was du die Woche alles geschafft hast. Du warst gleich in drei Situationen mutig und hast etwas getan, was dir vorher schwergefallen ist.
- Schau mal, da hast du wieder einen Schritt in die richtige Richtung gemacht.

AB 15 • E

Stärkende Glaubenssätze von Kindern und Jugendlichen mitgestalten

Als Glaubenssätze werden in der Psychotherapie innere Einstellungen und Überzeugungen beschrieben, die wir oftmals bereits im Kindesalter von unseren wichtigen Bezugspersonen erlernen. Sie wirken meist unbewusst, beeinflussen unser Handeln und unsere Gefühle im Alltag jedoch ständig.

Beispiel

Wenn Eltern ihrem Kind erzählen, dass die Geburt des Kindes eigentlich nicht geplant war, entwickeln Kinder oft den Glaubenssatz »Ich bin nicht gewollt«. Diese Kinder haben in Beziehungen Schwierigkeiten damit, ihrem Gegenüber seine ehrliche Zuneigung zu glauben. Immer wieder werden sie unbewusst nach Signalen suchen, die bestätigen, dass sie wieder nicht gewollt sind. Oder sie werden eifersüchtig, da sie überzeugt sind, das Gegenüber wolle jemand anderen sicher mehr. Ein solcher Glaubenssatz kann eine Beziehung stark belasten oder sogar zu Beziehungsabbrüchen führen.

Was können Eltern tun, um Glaubenssätze mitzugestalten?
Eltern können viel tun, denn sie haben einen starken Einfluss auf die Entwicklung der Glaubenssätze ihrer Kinder! Der erste Schritt dabei ist, sich genau zu überlegen, welche Glaubenssätze Sie sich für Ihr Kind wünschen und wie Sie dies sprachlich ausdrücken können:

....

....

Positive Selbstverbalisation unterstützen. Hilfreiche innere Sätze können bei der Bewältigung von starken Emotionen oder stressigen Situationen unterstützen. Je früher Kinder lernen, dass sie sich auf diese Weise selbst beruhigen und bestärken können, desto besser für ihre psychische Gesundheit. Sie können dem Kind ein Modell anbieten, indem Sie sich selbst in stressigen Situationen mit Worten und Sätzen beruhigen. Oder Sie können mit dem Kind regelmäßig positive Affirmationen aussprechen.

Methode • Lob aus der Gerüchteküche

Um positive Glaubenssätze weiter zu verankern und Kinder innerlich zu stärken, kann es hilfreich sein, das *Lob aus der Gerüchteküche* (nach Furman, 2012) zu nutzen. Es gibt verschiedene Möglichkeiten:

- Dem Kind wird erzählt, wie jemand etwas Positives über das Kind erzählt hat
- Das Kind wird vor einem anderen Erwachsenen gelobt.
- Das Kind wird gelobt und es wird angekündigt, das positive Verhalten weiterzuerzählen.

Beispielaussagen für ein Lob aus der Gerüchteküche:

- Ich habe von deiner Deutschlehrerin gehört, dass du dich im Unterricht jetzt oft traust, dich zu melden und du jetzt richtig selbstbewusst geworden bist.
- Du hast deine Hausaufgaben heute sehr konzentriert gemacht. Das muss ich Papa nachher direkt erzählen!
- (an Oma gewandt) Sarah hatte heute Freunde zum Spielen da und hat sich toll um die anderen Kinder gekümmert. Sie hatten viel Spaß zusammen.

INFO 3 • E

Sätze, um Kindern den Rücken zu stärken

Wenn Kinder vor einer Herausforderung stehen, ist ihre eigene Einstellung zu dem zu lösenden Problem ein zentraler Faktor, der entscheidet, wie viel Zeit und Energie sie aktiv in die Problemlösung investieren oder ob sie stattdessen nach kurzer Zeit entmutigt aufgeben.

Hier können Sie als Eltern die Situation entscheidend mitgestalten und somit die Frustrationstoleranz sowie die Anstrengungsbereitschaft Ihres Kindes fördern. Doch wie geht das?

Vorbild sein. Kinder sind Beobachter. Am liebsten schauen sie sich Verhalten von ihren engsten Bezugspersonen – hauptsächlich den Eltern und Geschwistern – ab. Wichtig wäre zu überlegen: Welche Vorbilder hat mein Kind in Bezug auf aktive Problembewältigung? Wie ist meine eigene Einstellung zu Herausforderungen? Wie kann ich meinem Kind positive Vorbilder zur Verfügung stellen?

Stärkenden Körperkontakt herstellen. Körperkontakt beruhigt und vermittelt Wertschätzung sowie innere Stärke. Für viele Kinder ist es hilfreich, wenn sie eine stärkende Hand im Rücken oder auf der Schulter spüren, während sie eine schwierige Aufgabe lösen sollen. Probieren Sie es aus, vielleicht auch mal in der Hausaufgabensituation?

Die Aufgabe sprachlich stärkend begleiten. Wird die Tätigkeit eines Kindes von einem Erwachsenen sprachlich begleitet, steigert dies die Motivation automatisch. Das Kind merkt: Ich werde mit voller Aufmerksamkeit begleitet und stehe nicht allein vor dieser Herausforderung. Sind die begleitenden Sätze dann auch noch stärkend, kann dies die Anstrengungsbereitschaft des Kindes enorm steigern.

Positiv gefärbte Sätze, die Kindern den Rücken stärken können, sind beispielsweise:

- Du hast schon eine Idee, wie du es versuchen willst.
- Ich sehe, dass du dich anstrengst.
- Du gibst nicht auf.
- Jetzt hast du es gleich geschafft.
- Wenn man es immer wieder versucht, klappt es irgendwann.
- Gute Idee, so könnte es gehen.
- Ich bin stolz auf dich.
- Ich helfe dir, falls du mich brauchst.
- Du versuchst es jetzt noch einmal, vielleicht klappt es dieses Mal.
- Nicht schlimm, versuch es einfach noch einmal.
- Manchmal braucht es viele Versuche, bis es funktioniert.
- Nächstes Mal wird es schon leichter gehen, weil du jetzt geübt hast.
- Du gehst Schritt für Schritt Richtung Ziel.
- Einen Teil der Aufgabe hast du jetzt schon geschafft.
- Wenn du mal eine Pause brauchst, ist das in Ordnung.
- Du kannst es später noch einmal probieren.
- Wir alle machen Fehler. Das gehört dazu.
- Deine Meinung ist mir wichtig.

Den Fokus auf Stärken lenken

Warum es wichtig ist, den Fokus auf Stärken zu lenken

Kinder reagieren unbewusst auf die Erwartungshaltungen und Zuschreibungen ihrer nahen Bezugspersonen. Daher ist es wichtig, im alltäglichen Geschehen den Fokus auf die Stärken statt auf die Schwächen des Kindes zu lenken. So erhält das Kind die Chance, sich in dieser positiven Erwartungshaltung auszuprobieren. Durch das positive Spiegeln seines Verhaltens kann außerdem das Selbstwertgefühl des Kindes wachsen, wodurch es neue Zuversicht gewinnt und neue Fähigkeiten entwickelt.

Die Kunst des Reframings

In jeder Schwäche kann eine Stärke liegen! Es ist eine Frage der Perspektive. Es kann einen riesengroßen Unterschied machen, wenn Eltern die positiven Seiten von Verhalten oder Charakterzügen hervorheben, statt Schwächen zu betonen. Dieses Umdeuten bezeichnen wir auch als Reframing: etwas umdeuten oder in einen neuen Rahmen stellen.

So besser nicht ...	Stattdessen lieber ...
Immer bist du so unruhig!	Du hast viel Energie!
Ständig stellst du Fragen.	Du bist sehr wissbegierig und neugierig.
Immer willst du Aufmerksamkeit.	Es ist dir wichtig, dass ich dir gut zuhöre.

Überlegen Sie typische negativ gefärbte Sätze, die Sie zu Ihrem Kind sagen, und versuchen Sie anschließend, diese umzudeuten und eine positive Aussage zu formulieren.

So besser nicht ...	Stattdessen lieber ...

AB 17 • E

Meinem Kind Geschenke der Wertschätzung machen

Eine wertschätzende Kommunikation kann die Beziehungsqualität zwischen Ihnen und Ihrem Kind grundlegend verbessern. Gerade, wenn sich ungünstige Kommunikationsmuster etabliert haben, ist es den Versuch wert, dem Kind regelmäßig Geschenke der Wertschätzung zu machen.

Geschenke der Wertschätzung können sein:

Stärkende und liebevolle Sätze, wie beispielsweise:

- Ich habe dich lieb!
- Du bist echt mutig!
- Das hast du richtig gut gemacht!
- Ich bin stolz auf dich!
- Ich vertraue dir!
- Du kannst stolz auf dich sein!
- Ich bin immer für dich da!
- Ich glaube an dich!
- Ich helfe dir, wenn du mich brauchst!

Liebevoller Körperkontakt:

- eine Hand auf den Rücken oder die Schulter legen
- eine Umarmung oder Massage anbieten

Interessierte Fragen stellen:

- Wie geht es dir heute?
- Was macht dich glücklich?
- Gibt es etwas, was du dir für heute wünschst?
- Was würdest du heute gerne gemeinsam mit mir machen?

Welches Geschenk von Wertschätzung habe ich meinem Kind heute gemacht?	**Wie hat mein Kind darauf reagiert?**	**Wie habe ich mich dabei gefühlt?**

Danken als positives Feedback nutzen

Für die Entwicklung innerer Stärke müssen Kinder von ihren Eltern regelmäßig positiv gespiegelt werden. Eine schöne Möglichkeit ist, das Danken als positives Feedback (nach Furman, 2012) zu nutzen.

Mögliche Effekte, wenn Sie Ihrem Kind regelmäßig für positives Verhalten danken:
- Das positive Verhalten wird verstärkt.
- Das Kind fühlt sich gesehen und wertgeschätzt.
- Das Selbstbewusstsein des Kindes wächst.
- Die Beziehung wird gestärkt.

Beispielaussagen, um Kindern zu danken:
- Vielen Dank, dass du mir geholfen hast, den Tisch zu decken.
- Danke, dass du gerade so leise gespielt hast, während ich telefoniert habe.
- Danke dir, dass du so schön mit deiner Schwester gespielt hast.
- Danke, dass du es versucht hast.
- Vielen Dank, dass du dich auf die Hausaufgaben konzentriert hast.

Übung

Versuchen Sie, in der nächsten Woche Ihrem Kind so oft wie möglich für ein positives Verhalten zu danken. Wichtig: Danken Sie auch für Dinge, die das Kind bereits selbstverständlich tut. Beobachten Sie, wie Ihr Kind auf den Dank reagiert, und halten Sie Ihre Beobachtungen in der Tabelle unten fest.

Datum	Wofür ich gedankt habe	Wie mein Kind reagiert hat	Wie das Kind sich heute insgesamt verhalten hat

AB 19 • E

Stärkende Botschaften to go

Machen Sie Ihrem Kind eine Freude und stecken ihm ab und zu eine kleine stärkende Botschaft zu.

Du bist spitze!

Ich habe dich gern!

Du bist wundervoll, so wie du bist!

Du bist mir so wichtig!

Ich wünsche dir einen tollen Tag!

Du schaffst das!

Ich denke heute an dich!

Ich drücke dir für heute die Daumen!

Ich hab dich lieb!

Dein Stärkenzeugnis

Dein Name: .... Dein Alter: ....

Das hast du in letzter Zeit alles geschafft:

....

....

Was dich stark macht:

....

....

....

....

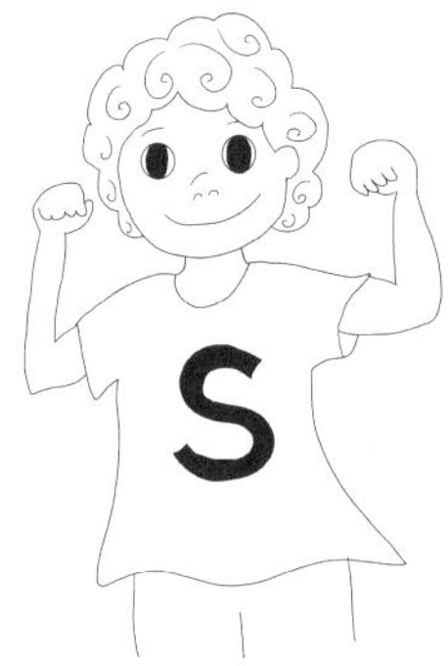

Das hast du neu gelernt:

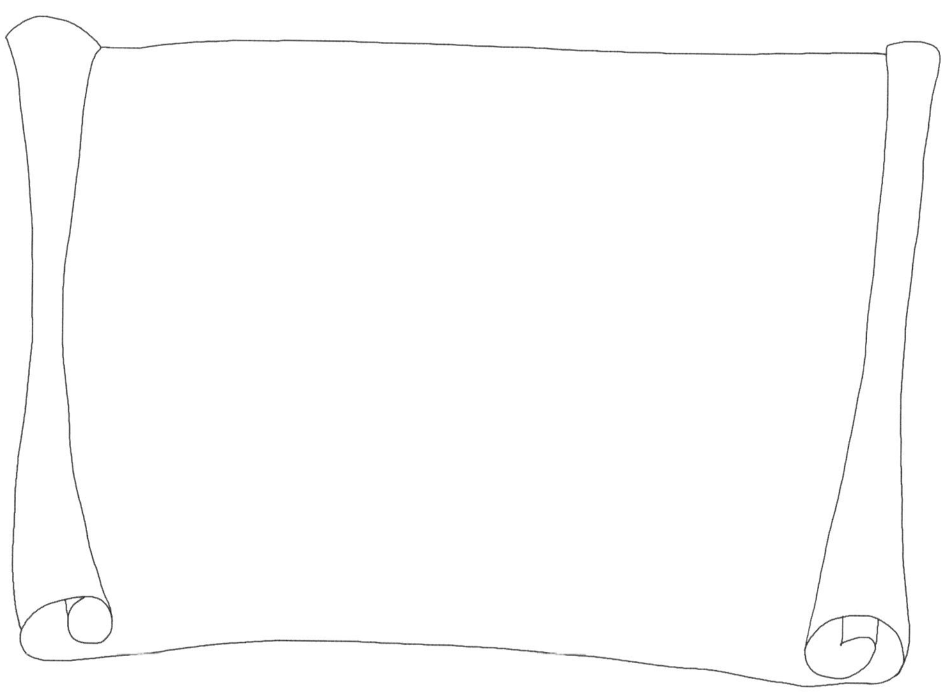

Diese Herausforderung hast du schon geschafft:

....

....

Dein Stärkenzeugnis

Darauf kannst du stolz sein:

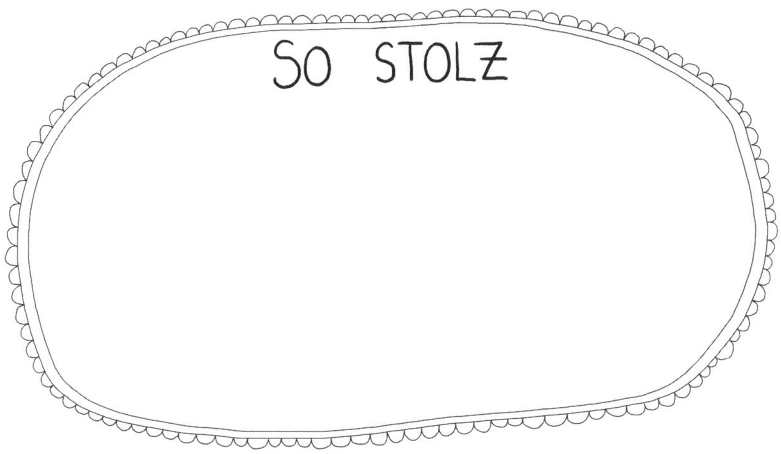

Darin bist du besonders gut:

....

....

Du kennst dich gut mit folgenden Themen aus:

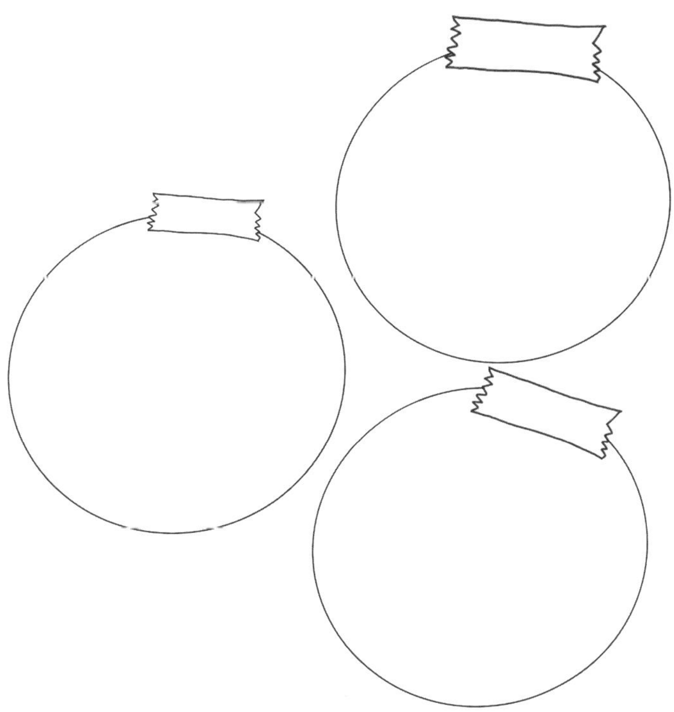

Ich bin stolz auf dich!

Dein:e .... Datum und Unterschrift: ....

Externalisierung des Problems

Vielen Kindern und Jugendlichen hilft es, wenn man ihnen Techniken zur Externalisierung anbietet. Externalisieren bedeutet, dem Problem, den Verhaltensauffälligkeiten oder Symptomen eine Gestalt und einen Namen oder ein Etikett zu geben.

Fallbeispiel

Der fünfjährige Luis zeigt starke Wutanfälle. Es ist offensichtlich, dass er noch nicht gelernt hat, das starke Gefühl der Wut zu regulieren. Die Familie probiert die Etikettierung eines Wut-Monsters aus. Luis malt ein Bild und beschreibt genau, wie er sich das Wut-Monster vorstellt.

Therapeut:innen haben nun die Möglichkeit, geschickt zu explorieren. Im Fall von Luis könnte man fragen:

- Was hat sich in der Familie verändert, seit das Wut-Monster so stark geworden ist?
- Wer kämpft am meisten gegen das Wut-Monster?
- In welchen Momenten schläft das Wut-Monster?
- Mit was könnten wir das Wut-Monster ablenken, damit es nicht so oft zu Besuch kommt?

Ein weiterer Vorteil ist, dass die Verantwortung nun vom Kind weg und mehr in Richtung Störung geschoben werden kann. Dies kann stark entlastend wirken und dem Kind sowie der Familie neue Perspektiven zum Umgang damit ermöglichen.

Fallbeispiel

Plötzlich erlebt Luis beispielsweise nicht mehr, dass seine Eltern sich über seine Wutanfälle beschweren, sondern die Familie überlegt gemeinsam, wie sie das Wut-Monster besänftigen kann. Luis erlebt sich als selbstwirksamer und vermischt das negativ gedeutete Verhalten weniger mit seiner Persönlichkeit. Er erlebt nun: Luis hat ein Wut-Monster, wir lieben Luis und versuchen ihm mit seinem Monster-Problem zu helfen, anstatt: Luis wird so stark wütend, das finden wir nicht okay.

INFO 5 • T

Kindern einen Kompetenzvorsprung gewähren

Es kann eine schöne selbstwertsteigernde Wirkung haben, wenn Kinder oder Jugendliche sich in einem bestimmten Themengebiet als Expert:innen erleben dürfen und entsprechend angesprochen werden oder Fragen dazu beantworten können. Gerade für Kinder, die negativ gefärbte Selbstüberzeugungen verinnerlicht haben (»Ich kann nichts«, »Ich bin dumm«), können solche Übungen eine wertvolle Erfahrung sein.

Möglichkeiten, dem Kind einen Kompetenzvorsprung zu gewähren und dies im therapeutischen Setting einzusetzen (der Kreativität sind hier keine Grenzen gesetzt!):

- Das Kind darf ein Regelspiel von zuhause mitbringen und dies erklären.
- Das Kind darf eine frisch erlernte Fähigkeit präsentieren (Schuhe selbst zubinden, Fahrrad fahren, Namen schreiben, Zauberwürfel lösen).
- Das Kind darf von seinem Lieblingscomputerspiel oder seiner Lieblingsfernsehsendung erzählen und erklären, was es daran spannend findet.
- Das Kind darf etwas erzählen, was es in der Schule neu gelernt hat oder was es aus einem Buch oder einer Dokumentation weiß.
- Das Kind darf ein Bild mit seinen Lieblingsdinosauriern malen und erklären, welcher Dinosaurier gegen welchen anderen Dinosaurier gewinnen würde und warum.
- Das Kind darf eine Situation in der Familie nachspielen, weil es genau weiß, wie jedes Familienmitglied sich verhält.
- Das Kind darf mit Wasserfarben zeigen, welche Farben sich beim Farbmischen ergeben.
- Das Kind darf einen Zaubertrick vorführen.

Durch positive Zuschreibungen sammeln Kinder und Jugendliche innere Stärke. Daher ist es wichtig, einen Kompetenzvorsprung zu betonen und sich ruhig selbst etwas herabzusetzen und das Kind zu bewundern, damit es innerlich wachsen darf.

- Zum Glück habe ich hier einen Experten sitzen, der sich gut mit Dinosauriern auskennt. Sonst wüsste ich gar nicht, wie die heißen und was die fressen.
- Ich kenne … gar nicht so gut. Aber du weißt genau, wie die Geschichte ausgeht.
- Also ich kenn mich ja damit gar nicht aus. Das werde ich wahrscheinlich nie so gut können wie du. Da hast du eine Stärke.
- Mathe konnte ich in der Schule nicht so gut. Aber ich merke schon – hier habe ich einen richtigen Rechenkönig sitzen. Dir scheint das leichtzufallen. Du Glückspilz!
- Du denkst dir wunderbar fantasievolle Geschichten aus. Da höre ich gerne zu und bin immer gespannt, was als Nächstes passiert.

Viele Kinder strahlen beim Erzählen und zeigen sich stolz. Dieser Stolz kann aufgegriffen und gespiegelt werden:

- Da kannst du stolz auf dich sein!
- Ich finde, du darfst dich darüber freuen, dass dir dieses Schulfach leichtfällt.
- Da kannst du dich ruhig mal hinstellen und sagen: »Ja, das kann ich gut!«

AB 21 • E

Wir und unsere Gefühle: Umgang mit Gefühlen in der Familie

Kinder schauen sich am meisten von den Menschen ab, die ihnen am wichtigsten sind: die Eltern und Geschwister sowie andere bedeutende Bezugspersonen. Um einen gesunden Umgang mit Gefühlen zu erlernen, ist es daher wichtig, sich gemeinsam mit dem Thema Gefühle zu beschäftigen.

- **Regelmäßige Gefühlsrunden:** Kinder sind oft neugierig auf die Gefühle und Gedanken ihrer Eltern und Bezugspersonen. Führen Sie regelmäßige Gefühlsrunden ein, bei denen jeder erzählen darf, was er am Tag erlebt hat und wie es ihm gerade geht. Oft eignen sich dafür gemeinsame Mahlzeiten oder es kann zu einem Ritual vor dem Schlafengehen werden.

- **Gefühlsskalen oder Gefühlsampeln einsetzen:** Auf einer Gefühlsskala oder Gefühlsampel können die Familienmitglieder zeigen, wie es ihnen gerade geht. Gefühlsskalen und Ampeln kann man leicht gemeinsam basteln. Fragen Sie bei Bedarf nach einer Vorlage.

- **Eigene Gefühle regelmäßig verbalisieren:** Machen Sie Ihrem Kind das Benennen von Gefühlszuständen und Ihren Umgang damit regelmäßig vor! Dabei kommt es nicht darauf an, immer alles perfekt zu machen, sondern Kindern zu vermitteln: Gefühle gehören zum Leben und es ist wichtig, sie wahrzunehmen!
  - Heute hatte ich viel Stress auf der Arbeit. Ich fühle mich erschöpft und möchte mich ausruhen. Wenn ich erschöpft bin, reagiere ich manchmal gereizter.
  - Ich habe mich gerade geärgert und bin wütend geworden. Vor lauter Wut bin ich laut geworden und habe dich angeschrien. Das tut mir leid!
  - Ich bin traurig, weil es heute nicht so geklappt hat, wie ich es mir gewünscht hatte.

- **Über Gefühle in Filmen, Geschichten, Hörbüchern sprechen:** Wenn Sie gemeinsam mit Ihrem Kind einen Film schauen oder eine Geschichte lesen, sprechen Sie danach über die Figuren und deren Gefühle. Überlegen Sie gemeinsam, warum sich die Figuren so fühlen und ob sie dies nachvollziehen können. Auf diese Weise fördern Sie die Fähigkeit des Kindes, sich in andere hineinzuversetzen.

- **Gefühlsmemory erstellen mit Fotos von Familienmitgliedern:** Schnappen Sie sich eine Kamera oder ein Handy und fotografieren Sie sich selbst und Ihr Kind, während Sie verschiedene Gefühle in der Mimik zeigen. Jedes Familienmitglied wird im Portrait fotografiert, wie es folgende Gefühlsausdrücke zeigt:
  - fröhlich
  - traurig
  - wütend
  - ängstlich
  - überrascht
  - angeekelt

  Die Fotos können ausgedruckt, laminiert und als Memo verwendet werden.

Wut-Experimente: Komm, wir sind gemeinsam wütend!

Wenn Kinder wütend sind, ist es wichtig, ihnen diese Wut nicht abzusprechen oder sie dazu zu bringen, die Wut zu unterdrücken. Für die psychische Gesundheit ist es wichtig, Gefühle als Signale zu verstehen, die uns auf etwas hinweisen. Wenn Ihr Kind wütend ist, hat es dafür sicherlich aus seiner kindlichen Perspektive einen guten Grund. Kinder, die sich noch nicht gut selbst regulieren können und die Wut entweder unterdrücken oder unkontrolliert rauslassen, brauchen die Unterstützung ihrer Eltern!

(1) Ein guter erster Schritt ist, das Gefühl zu benennen: »Ich sehe, dass du wütend wirst. Vor lauter Wut trittst du gegen das Spielzeug. Du bist so wütend, dass du ganz laut schreien musst.«

(2) Der nächste Schritt könnte sein, gemeinsam mit der Wut umzugehen. Es gibt einige Wut-Experimente, die Sie Ihrem Kind anbieten können. Jeder kann dabei mitmachen, natürlich auch gerade anwesende Freunde oder Geschwisterkinder.

Wenn Kinder Wut-Experimente noch nicht kennen, werden Sie sich in einem Wutmoment vermutlich schwertun mitzumachen. Daher ist es wichtig, die Wut-Experimente vorher schon mal auszuprobieren, falls mal ein Wutmoment kommen sollte. Es braucht Übung, sich in einem Wutmoment an ein hilfreiches Wut-Experiment zu erinnern. Hat das Kind aber verstanden, dass es Wege gibt mit seiner Wut umzugehen, wird es dadurch innerlich deutlich stärker! Ein gesunder Umgang mit dem Gefühl Wut trägt zu einer guten Selbstregulation bei und stärkt fürs Leben.

Tipp

Es ist wichtig, das Kind zunächst zu fragen, wie stark seine Wut gerade ist zwischen 10 (= kaum wütend) und 10 (= sehr wütend). Nach jedem durchgeführten Experiment kann dann wieder gefragt werden: »Und wie stark ist die Wut jetzt gerade?« So kann das Kind selbst merken, wie es sich langsam beruhigt.

Ideen für gemeinsame Experimente zum Umgang mit Wut:

- so lange auf dem Trampolin springen oder draußen rennen, bis man erschöpft oder nicht mehr wütend ist
- laute Musik anmachen und die Wut raustanzen oder rausschütteln
- Stressbälle kneten, mit Kinetic-Sand spielen, kneten
- Zeitungspapier zerknüllen und damit eine Schneeballschlacht veranstalten
- Gefängnisspiel: Der Erwachsene setzt sich auf den Boden und bildet mit Beinen und Händen ein Gefängnis. Das Kind darf sich rauskämpfen. Wichtig: Erfolgserlebnisse ermöglichen, lieber mehrmals ausbrechen lassen!
- ein Anti-Wut-Öl aus beruhigenden, verdünnten ätherischen Ölen mischen, an dem gemeinsam gerochen werden kann.
- eine Wuthöhle bauen, in die man sich reinkuscheln kann.
- scharfe Bonbons lutschen oder einen scharfen Kaugummi kauen, gleichzeitig Center-Shock in den Mund nehmen und sich dabei anschauen
- ein Seilziehen veranstalten
- ein Kühlpad in den Nacken, an die Stirn oder andere Stellen legen
- Zeitungspapier zerreißen
- Bewegungsangebote zum Auspowern (Hampelmann, auf der Stelle hüpfen etc.), dann versuchen, den Atem wieder zu beruhigen

Wut-Experimente: Komm, wir sind gemeinsam wütend!

- sich Rücken an Rücken auf den Boden setzen und dann Rückenschieben spielen. Wichtig hierbei: Das Kind sich in seiner Kraft spüren lassen und für einige Minuten dagegenhalten, dann ein Erfolgserlebnis ermöglichen.
- Zitronentrick: Sich vorstellen, zwei Zitronenhälften in den Händen zu halten, die man auspressen möchte. Auf die Plätze, fertig los: Die Fäuste fest zusammendrücken und gemeinsam langsam bis 5 zählen, dann lockerlassen und ausschütteln. Bei Bedarf wiederholen.

Eigene Ideen für Wut-Experimente:

....

....

....

Wut-Experiment	Wer hat mitgemacht?	Wie gut hat es geholfen?

Schau mal, was ich kann!

Wenn ein Kind wirklich motiviert ist, eine neue Fähigkeit zu erlernen, kann dies mit der Möglichkeit belohnt werden, die neue Fähigkeit vorzuführen. Kinder erleben sich hierbei als stolz und sammeln innere Stärke. Es ist sehr wichtig, dass das Erlernen neuer Fähigkeiten auf diese Weise gewürdigt wird.

Vorteile für das Kind:

- Es fühlt Stolz und kann seine neue Fähigkeit präsentieren.
- Es darf sich für diesen Moment besonders fühlen und die Aufmerksamkeit genießen.
- Es wird motiviert, wieder Neues zu erlernen, um erneut stolz sein zu können.
- Das Selbstbewusstsein wird gefördert.

Beispiel

Hast du Lust, dass wir das richtig üben und eine Vorführung veranstalten? Wen würdest du gerne dazu einladen? Was brauchen wir für deine Vorführung?

Möglichkeiten, was man mit Kindern einstudieren kann (der Kreativität sind keine Grenzen gesetzt!):

- Jackentrick nach Montessori, Zaubertrick
- Theaterstück mit anderen Kindern oder ein Puppentheater
- Gedicht aufsagen oder Lied vorsingen
- etwas auf einem Instrument vorspielen oder vortanzen
- irgendwo hochklettern
- Zirkus spielen, Zirkus-Vorführung
- Teller jonglieren, große Seifenblasen machen

Wichtig

Es ist nicht wichtig, welche Leistung das Kind abliefert – wichtig ist, welche Gefühle es dabei entwickelt und wie sehr es dabei innerlich wachsen darf.

Der Effekt wird größer, wenn eine richtige Show aus der Vorführung gemacht wird.

- Zuschauer einladen
- Einladungskarten gestalten
- einen Vorhang öffnen
- die Show theatralisch ankündigen
- danach begeistert klatschen und »Zugabe« rufen

AB 24 • E T

Spür mal, wie viel Kraft ich habe!

Um innerlich wachsen zu können, ist wichtig, dass Kinder sich als – auch körperlich – stark erleben und Erfolgserlebnisse haben. Daher profitieren viele Kinder von Bewegungsangeboten, bei denen spielerisch Kräfte gemessen werden können.

Ziel der Übungen:

- sich in der eigenen Kraft spüren
- Verbesserung des Körpergefühls
- Steigerung des Selbstbewusstseins

Wichtig

Das Ziel ist, dass das Kind sich in seiner körperlichen Kraft spürt. Der oder die Erwachsene sollte daher genau so viel dagegenhalten, dass das Kind an seine Kraft-Grenze kommt, für einen Moment in dieser Anstrengung bleibt und sich dabei spürt.

Übungen:

- Armdrücken
- Rückenschieben: Setzen Sie sich mit dem Kind Rücken an Rücken auf den Boden. Es geht darum, sich gegenseitig wegzuschieben. Wer den anderen eine bestimmte Strecke lang geschoben hat, gewinnt.
- Gefängnisausbruch: Vor dem Spiel die Stopp-Regel besprechen: Wenn einer der Mitspielenden »Stopp« sagt, weil ihm etwas zu viel wird oder wehtut, wird das sofort respektiert. Der/Die Erwachsene setzt sich auf den Boden und bildet dann mit seinen/ihren Armen und Beinen ein Gefängnis, aus dem das Kind ausbrechen darf. Achtung: Etwas dagegenhalten, aber dann Erfolgserlebnisse ermöglichen.

Tipp

Schön ist, die Übungen mit Worten zu begleiten:

- Hui, bist du stark!
- Da muss ich ganz schön dagegenhalten!
- Du strengst dich richtig an!
- Ich kann gleich nicht mehr!
- Du hältst lange durch!

AB 25 • E T

Fehler sind Helfer

In der heutigen Gesellschaft und durch die sozialen Medien wird vielen Kindern und Jugendlichen vermittelt, dass sie sich ständig selbst optimieren müssen. Fehler sind dabei nicht erlaubt! Daher entwickeln immer mehr Kinder und Jugendliche einen ungesunden Umgang mit eigenen Fehlern oder sogar eine Angst davor, Fehler zu machen. Sie schämen sich, versuchen Fehler zu vertuschen, entwickeln Perfektionismus oder verurteilen sich selbst hart, wenn ihnen ein Missgeschick passiert oder sie eine Herausforderung nicht beim ersten Versuch meistern.

> **Wichtig**
>
> Erst durch Fehler ist es möglich, neue Erfahrungen zu machen und Verhalten anzupassen. Das menschliche Gehirn braucht Fehler, um dazuzulernen. Fehler sind daher nicht nur normal, sondern sogar wichtig für die Entwicklung!

Vermitteln: Fehler sind ganz normal! Jeder macht Fehler! Gerade bei Kindern, die bereits einen ungesunden Umgang mit eigenen Fehlern zeigen, ist es wichtig, dass Bezugspersonen ihnen vermitteln, dass Fehler zum Leben dazugehören und sie sich dafür nicht schämen müssen. Stattdessen können Fehler als Helfer interpretiert werden. Fehler weisen uns auf etwas hin und ermöglichen, zu lernen. Wenn das Kind regelmäßig gefragt wird, was es aus seinem Fehler gelernt hat, beginnt es die Perspektive zu verändern und wird sich weniger für Fehler verurteilen, sondern stattdessen direkt über den Lerneffekt nachdenken. Modell sein: Kinder beobachten außerdem sehr genau den Umgang ihrer wichtigen Bezugspersonen mit Fehlern. Wenn sie merken, dass Fehler auf die Eltern nicht bedrohlich wirken und diese entspannt darauf reagieren, verlieren die Fehler ihre Bedrohlichkeit.

- ▶ Das ist mir auch schon mal passiert. Komm, probiere es einfach nochmal.
- ▶ Weißt du, was mir passiert ist, als ich es das erste Mal versucht habe?
- ▶ Ich fand das am Anfang auch schwierig, aber mit etwas Übung hat es dann geklappt.

Reflexionsfragen für Eltern

Welcher Umgang mit Fehlern wurde mir beigebracht?

....

Wie geht es mir, wenn mir ein Fehler passiert? Wie gehe ich in diesen Momenten mit mir selbst um?

....

Wie reagiere ich aktuell auf Fehler meines Kindes?

....

Hat sich durch dieses Arbeitsblatt meine Sicht verändert? Falls ja, inwiefern?

....

Gibt es Dinge, die ich ändern möchte?

....

AB 26 • E

Kindern Zuversicht vermitteln

Die Bedeutung von Noch-nicht-Sätzen

Wenn Kinder hören, dass sie etwas nicht können, wirkt sich dies negativ auf ihren Selbstwert aus. Sie verinnerlichen diese »Das kannst du nicht«-Aussagen schnell und glauben ihnen. Dadurch wird wenig Raum für Entwicklung gelassen. Daher ist es wichtig, statt »Mein Kind kann nicht …« besser »Mein Kind kann NOCH nicht …« zu sagen. Das kleine Wort »noch« macht einen großen Unterschied. Wer die Wirkung verstärken möchte, kann dazu sagen: »Aber du kannst es ja noch lernen.«

Schreiben Sie alles auf, bei dem Sie sich wünschen, dass Ihr Kind dies noch erlernt. Formulieren Sie dabei »Noch nicht«-Sätze. Beispiel: Mein Kind kann noch nicht selbstständig essen. Mein Kind kann seine Wut noch nicht gut regulieren.

……………………………………………………………………………………………………

……………………………………………………………………………………………………

Zuversicht vermitteln

Ein wichtiger Wirkfaktor von Therapie bei Kindern und Jugendlichen kann eine optimistische und zutrauende Haltung des Therapeuten bzw. der Therapeutin sowie der Bezugspersonen des Kindes sein. Gerade bei Kindern, die sich hilflos und ihren Problemen ausgeliefert fühlen, kann das Erleben von Zuversicht einen wichtigen Effekt haben. Hilfreiche Sätze, um Zuversicht zu vermitteln, sind zum Beispiel:

- Es ist okay, dass dir das noch schwerfällt. Das ist ein Grund, warum du in Therapie bist. Dort kannst du lernen, damit umzugehen.
- Es gibt viele Kinder, die dieses Problem kennen, und es gibt viele Strategien, mit denen wir dir helfen können.
- Ich bin mir sicher, dass du das noch lernen wirst.
- Du hast viel Unterstützung und bist mit deinem Problem nicht alleine.

Eigene Ideen, wie ich meinem Kind Zuversicht vermitteln könnte:

……………………………………………………………………………………………………

……………………………………………………………………………………………………

Warum könnte es für das Kind wichtig sein, zu erleben, dass Bezugspersonen zuversichtlich sind?

……………………………………………………………………………………………………

……………………………………………………………………………………………………

Wichtig

Sollten Sie merken, dass Ihnen diese Übungen schwerfallen und Sie sich selbst aktuell eher wenig zuversichtlich in Bezug auf die Therapie oder Fortschritte Ihres Kindes fühlen, sprechen Sie dies bitte in einem Elterngespräch an. So kommen Sie in einen Austausch, woran dies liegen könnte und ob es wichtig wäre, dies zu verändern.

3 Kinder und Jugendliche aktiv stärken: Übungssammlung

Stärkenarbeit kann in jeder Therapie mit Kindern und Jugendlichen zum Einsatz kommen und eine willkommene Abwechslung sein, wenn sonst viel über Belastendes gesprochen wird. Gerade in komplexen Therapien müssen wir darauf achten, den Fokus nicht zu sehr auf Schwierigkeiten und Probleme zu lenken, sondern regelmäßig über Gelingendes zu sprechen, nach Ressourcen zu suchen und Stärken zu fördern. Stärkenarbeit kann in Therapieprozessen außerdem wie nebenbei passieren, indem wir beispielsweise ein Kompliment machen, viel Kraft für die Woche wünschen, Verhalten reframen oder spiegeln, welche Stärken uns an dem Patienten/der Patientin auffallen.

Mit Stärken sind in diesem Kapitel auf der einen Seite besonders ausgeprägte Charakterzüge, Talente und Fähigkeiten gemeint, auf der anderen Seite aber auch gesunde Anteile der Patienten und Patientinnen: eine gute Selbstfürsorge, ein gesunder Umgang mit Gefühlen oder bereits erworbene Kompetenzen im Umgang mit den eigenen Symptomen.

Arbeits- und Informationsmaterial

AB 27 Mein Stärken-Ich-Buch

Auf diesem Arbeitsblatt können Kinder ein spielerisch illustriertes Ich-Buch ausfüllen. Sie können viele Lieblingsdinge benennen, etwa ihr Lieblingsessen, Lieblingstier, ihre Lieblingsfarbe. Außerdem können sie Stärken aufschreiben und beschreiben, was sie glücklich macht.

AB 28 Stärken-Ich-Buch: Meine Familie

Auf diesem Arbeitsblatt werden ressourcenorientierte Fragen zur Familie gestellt, die die Kinder ausfüllen können. Beispielweise können Kinder aufschreiben, was aus ihrer Sicht die größte Stärke ihrer Familie und einzelner Familienmitglieder ist.

AB 29 Das Stärken-Ich-Buch: So werde ich gesehen

Auf diesem Arbeitsblatt können wichtige Bezugspersonen ressourcenorientierte Fragen über das Kind beantworten. Sie können beispielsweise schreiben, an welchen gemeinsamen Moment sie sich gerne zurückerinnern, was aus ihrer Sicht die größte Stärke des Kindes ist und was sie an dem Kind mögen.

AB 30 Mein Tag: positiver Rückblick

Auf diesem Arbeitsblatt können Kinder einen positiven Tagesrückblick festhalten. Sie können beispielsweise aufschreiben, wofür sie dankbar waren oder welchen schönen Moment sie erlebt haben. Dieses Arbeitsblatt eignet sich gut als Therapie-Hausaufgabe.

AB 31 Das-alles-tut-mir-gut-ABC

Hier können Kinder und Jugendliche in ein ABC alles eintragen, was ihnen guttut.

AB 32 Schutzschilde gestalten

Das Arbeitsblatt bietet illustrierte Schutzschilder, in die Kinder malen oder schreiben, was oder wer sie beschützt.

AB 33 Mein Stärkenbaum

Auf diesem Arbeitsblatt können Kinder einen Stärkenbaum gestalten. Sie können überlegen, welche Wurzeln der Baum hat, welche Früchte er bereits trägt und was der Stärkenbaum brauchen könnte, um weiter zu wachsen.

AB 34 Meine Stärken-Sonne

Auf die Sonnenstrahlen können Kinder und Jugendliche ihre Stärken schreiben.

AB 35 Das Abwehrsystem meines Körpers und meiner Psyche

Auf diesem Arbeitsblatt wird erklärt, dass die Psyche wie der Körper ein Abwehrsystem hat und wie dieses funktioniert. Kinder und Jugendliche können aufschreiben, welche Angreifer (beispielsweise Stress in der Schule) sie kennen. Außerdem können sie aus Auswahlmöglichkeiten ankreuzen, was der Körper und was die Psyche brauchen könnten, um ein stabiles Abwehrsystem zu behalten.

AB 36 Power-Posen für ein starkes Gefühl

Auf diesem Arbeitsblatt werden verschiedene Power-Posen vorgestellt, die zu einer selbstbewussteren Haltung und einem starken Gefühl verhelfen können. Die Power-Posen können in der Therapie eingeübt werden und beispielsweise bei Expositionen hilfreich sein.

AB 37 Meine stärkende Musik

Auf diesem Arbeitsblatt können die Kinder und Jugendlichen sich mit Musik auseinandersetzen, die sie aufgrund des Textes und/oder der Melodie stärkt und ihnen gute Laune macht. Es wird erklärt, welchen Einfluss Musik auf die Stimmung haben kann.

AB 38 Meine stärkenden Geschichten

Auf diesem Arbeitsblatt können Kinder und Jugendliche sich mit ihren Lieblingsgeschichten auseinandersetzen und überlegen, was sie daraus lernen könnten. Sie können aufschreiben, welchen Herausforderungen sich die Figuren dort in den Geschichten stellen müssen und wie sie diese meistern. Außerdem wird abgefragt, ob es Stärken der Figuren gibt, die sie selbst gerne noch entwickeln möchten.

AB 39 Mein Stärken-Plakat

Auf diesem Arbeitsblatt werden Kinder und Jugendliche angeregt, ihr eigenes Stärken-Plakat zu gestalten. Dazu passend werden Impulsfragen gestellt.

AB 40 Stärkende Affirmationskarten zum Ausmalen

Auf diesem Arbeitsblatt können Kinder illustrierte Affirmationskarten mit Tierillustrationen anmalen und ausschneiden. Die Affirmationen lauten beispielsweise: Ich bin einzigartig. Ich bin sicher und geschützt. Meine Meinung ist wichtig.

AB 41 Stärkende Affirmationskarten gestalten

Auf diesem Arbeitsblatt können Kinder und Jugendliche stärkende Affirmationskarten nach eigenen Ideen gestalten. Die Affirmationen lauten beispielsweise: Ich bin einzigartig. Ich bin sicher und geschützt. Meine Meinung ist wichtig.

AB 42 Die Stärken meiner Helden

Auf diesem Arbeitsblatt kann über Heldenfiguren und deren Stärken reflektiert werden. Als Helden bzw. Heldinnen können Charaktere aus einem Film, einem Buch, einem Spiel, einer Serie oder reale Personen gewählt werden. Es kann aufgeschrieben werden, wie die gewünschten Stärken gefördert werden könnten.

AB 43 Starke Momente: ressourcenorientierte Biografiearbeit

Auf diesem Arbeitsblatt wird beschrieben, wie eine ressourcenorientierte Biografiearbeit abläuft und welche Fragen den Kindern und Jugendlichen dabei gestellt werden können. Gemeinsam mit dem Kind oder Jugendlichen wird eine Lebenslinie gestaltet. Die starken Momente werden als »Schatzmomente« betitelt und durch ein besonderes Symbol gekennzeichnet – beispielsweise durch eine Blume oder einen Diamanten.

AB 44 Was mich begeistert
Auf diesem Arbeitsblatt können Kinder und Jugendliche alles aufschreiben, was sie begeistert, und Aktivitäten sammeln, bei denen sie in den Flow kommen. In einem zweiten Schritt können sie überlegen, welche Stärken daraus ableitbar sind.

AB 45 Stärken-Training für dein Gehirn
Das Gehirn können wir uns vorstellen wie einen Computer. Die Gedanken sind das Betriebssystem, mit dem der Computer programmiert wird. Daher ist es so wichtig, ein positives, stärkendes Betriebssystem zu wählen! Auf diesem Arbeitsblatt können Kinder und Jugendliche aus einer Auswahl von Sätzen (beispielsweise: Ich kann das nicht! Aus Fehlern kann ich lernen.) die stärkenden Sätze anmalen und die weniger hilfreichen Sätze durchstreichen.

AB 46 Mein stärkender innerer Film
Auf diesem Arbeitsblatt können Jugendliche ihre Wunschvorstellung einer bevorstehenden Situation wie in einem inneren Film Szene für Szene beschreiben. Dabei sollen sie so detailreich wie möglich vorgehen und sich folgende Fragen stellen: Was sehe ich? Was höre ich? Wie will ich mich fühlen? Was werde ich riechen? Wie reagieren vielleicht andere auf mein Handeln?

AB 47 Erfolgserlebnis visualisieren
Dieses Arbeitsblatt visualisiert Schritt für Schritt ein bevorstehendes Erfolgserlebnis. Zunächst schreibt man ein wichtiges bisheriges Erfolgserlebnis auf. Dazu werden Impulsfragen gestellt: Weißt du noch, wie es sich angefühlt hat? Wer war stolz auf dich? Im zweiten Schritt soll das positive Gefühl mit einer anstehenden, herausfordernden Situation verbunden werden. Die Kinder und Jugendlichen können sich vorstellen, wie die anstehende Situation im besten Fall verlaufen könnte und diesen Ablauf Schritt für Schritt in inneren Bildern abspeichern.

AB 48 Erfolgstagebuch führen
Auf diesem Arbeitsblatt können Kinder und Jugendliche bisherige Erfolge dokumentieren. Sie können sich überlegen: Worauf war ich schon mal richtig stolz? Wann hat etwas besonders gut geklappt? Anschließend können zukünftige kleine und große (Therapie-)Erfolge in die Tabelle eingetragen werden. Zusätzlich kann überlegt werden, wie die Erfolge gefeiert werden sollen.

AB 49 Fügungsliste
Auf diesem Arbeitsblatt wird Jugendlichen vorgeschlagen, eine Fügungsliste zu erstellen. Dabei betrachten sie alle Dinge, auf die sie im Leben keinen Einfluss hatten, die aber im Nachhinein betrachtet genau richtig waren.

AB 50 Hemmende Überzeugungen in stärkende Überzeugungen umwandeln
Auf diesem Arbeitsblatt können alle inneren Überzeugungen, die die Kinder oder Jugendlichen hemmen, stoppen, sich schlecht fühlen lassen oder anderweitig negativ beeinflussen, gesammelt und in eine Tabelle eingetragen werden. In einem zweiten Schritt kann überlegt werden, wie diese gegenteilig formuliert werden könnten – sodass sie zu stärkenden Überzeugungen werden.

AB 51 Meine Zukunftswünsche
Auf diesem Arbeitsblatt wird beschrieben, wie ein Vision Board mit Zukunftswünschen gestaltet werden kann. Auf einem Vision Board darf man sich seine Zukunft ausmalen, und zwar genau die Zukunft, die man sich wünscht. Man kann darauf alles schreiben, malen oder kleben, was man möchte.

AB 52 Anti-Monster-Spray
Im Alter von vier bis sechs Jahren zeigen viele Kinder in ihrer Entwicklung Angst vor Monstern, Gespenstern und anderen Gruselgestalten. Das ist kein Grund zur Sorge und gehört zur normalen Entwicklung dazu. Manche Kinder behalten die Angst vor Monstern jedoch länger oder wirken dadurch besonders belastet. Wenn das Kind nicht mehr allein sein möchte oder abends Angst vor dem Einschlafen hat, ist es wichtig, dass Eltern und Bezugspersonen einen stärkenden Umgang mit der Angst

zeigen. Das Arbeitsblatt enthält eine Anleitung zur Herstellung eines Anti-Monster-Sprays sowie ein illustriertes Etikett zum Ausmalen.

AB 53 Meine Gefühlsampel
Auf diesem Arbeitsblatt kann eine Gefühlsampel erstellt werden, die man sich an die Zimmertür hängen kann. Außerdem können die Kinder Ideen sammeln, was sie sich bei welcher Farbe von ihren Familienmitgliedern wünschen würden.

AB 54 Stopp-Sagen üben
Dieses Arbeitsblatt enthält ein Rollenspiel zum Thema Stopp sagen. Danach werden Impulsfragen gestellt: Wie hast du dich dabei gefühlt? In welchen Situationen könnte es dir helfen, laut und bestimmt Stopp zu sagen? Wie könntest du das Stopp-Sagen regelmäßig üben?

AB 55 Ich-Botschaften üben
Das Einüben von Ich-Botschaften wird auf diesem Arbeitsblatt erklärt.

AB 56 Aussagen zum Thema Stärken
Auf diesem Arbeitsblatt können Jugendliche über Aussagen zum Thema Stärken reflektieren und ankreuzen, welche Aussagen sie inspirieren könnten. Die Aussagen lauten beispielsweise: Angst beginnt im Kopf. Mut auch.

AB 57 Friendly Reminder
Friendly Reminder sind stärkende Aussagen zum Thema psychische Gesundheit. Sie fassen zusammen, was in vielen Therapien thematisiert wird. Es kann guttun, sich die Sätze in einem schwierigen Moment oder in stressigen Zeiten durchzulesen. Auf diesem Arbeitsblatt können Jugendliche markieren, welche Sätze eine besondere Bedeutung für sie haben. Die Sätze lauten beispielsweise: Es ist wichtig, auf die Signale meines Körpers zu hören. Oder: Ich spiele die Hauptrolle in meinem Leben.

AB 58 Stärken-Zielscheibe
Mithilfe der Stärken-Zielscheibe auf diesem Arbeitsblatt kann herausgestellt werden, welche Stärken für die aktuellen Herausforderungen am wichtigsten ist. Diese wären dann besonders zu fördern.

AB 59 Sich weniger vergleichen
Dieses Arbeitsblatt beschäftigt sich mit dem Thema Vergleichen. Es wird erklärt, ab wann das Vergleichen schädlich werden kann und warum es mehr Sinn macht, sich mit seinem jüngeren Ich zu vergleichen.

AB 60 Dinge, die ich loslassen möchte
Im Laufe einer Therapie kann es vorkommen, dass man nicht nur merkt, was man neu in sein Leben holen möchte, sondern auch, was man loslassen möchte. Ein schöner Effekt: Wer loslässt, hat die Hände frei! Auf diesem Arbeitsblatt können Jugendliche Dinge ankreuzen und aufschreiben, die sie gerne loslassen möchten.

AB 61 Woran erkenne ich, dass ich stark bin?
Auf diesem Arbeitsblatt können Kinder und Jugendliche Aussagen auswählen, die beschreiben, woran man innere Stärke erkennen kann. Die Aussagen stehen in verschiedenen Kreisen, von denen die mit den zutreffenden Aussagen angemalt werden sollen.

AB 62 Aus der Komfortzone treten
Auf diesem Arbeitsblatt wird das Komfortzonen-Modell beschrieben. Es folgen Reflexionsfragen, beispielsweise: Wie sieht meine Komfortzone aus? Wie geht es mir mit Angstzonen? Wie reagiere ich darauf?

AB 63 Ich schütze mich, denn ich bin stark!

Auf diesem Arbeitsblatt wird erklärt, wie Kinder sich vor grenzverletzendem Verhalten schützen können. Die privaten Stellen am Körper werden benannt und es wird erklärt, dass Kinder immer Nein sagen dürfen und keine schlechten Geheimnisse behalten müssen. Das Kind kann Personen auflisten, denen es vertraut und von denen es immer beschützt werden würde.

AB 64 Mein Stärkenhaus

Auf diesem Arbeitsblatt kann in ein illustriertes Stärkenhaus mit vielen Räumen eingetragen werden, welche Fertigkeiten erlernt werden sollen. Die Räume mit erworbenen Fähigkeiten dürfen bunt angemalt werden. So kann das Kind seine Fortschritte festhalten und merken, dass das Haus immer bunter wird und es immer mehr Stärken sammelt.

AB 65 Hilf mir, mich zu beruhigen

Auf diesem Arbeitsblatt können Kinder ankreuzen, was ihnen bei starken Gefühlen helfen könnte. Jedes Kind beruhigt sich anders. Die Kinder haben verschiedene Auswahlmöglichkeiten, beispielsweise in den Arm genommen werden oder gefragt werden, was los ist.

AB 66 Das Leben vom Ende her betrachten

Auf diesem Arbeitsblatt wird ein Denkanstoß gegeben, zu überlegen, wie das Leben vom Ende her betrachtet werden soll. Was soll erreicht worden sein und wie möchte der/die Jugendliche in Erinnerung bleiben?

AB 67 Schritte in eine gute Richtung

Auf diesem Arbeitsblatt können Jugendlich ankreuzen, welche Schritte in eine gute Richtung sie bereits gemacht haben. Beispiele: über das, was mich beschäftigt, offener sprechen; meine Symptome verstehen und einordnen können; Gefühle fühlen, auch wenn es anstrengend ist.

AB 68 Stärken-Urkunde

Auf diesem Arbeitsblatt können Therapeut:innen eine Stärken-Urkunde für das Kind gestalten und eintragen, welche Stärken das Kind in der Therapie bereits sammeln konnte.

INFO 6 Kinder in einem gruppentherapeutischen Setting stärken

Das Informationsblatt beinhaltet eine Übungssammlung zum Thema Stärken für das gruppentherapeutische Setting. Enthalten sind beispielsweise die Stärken-Schneeballschlacht, die warme Dusche, die Stärken-Pantomime sowie einige Spiele aus der beziehungsorientierten Bewegungspädagogik, wie die Löwenshow in Afrika oder der Gefängnisausbruch.

Mein Stärken-Ich-Buch

Das bin ich:

Mein Lieblings-…

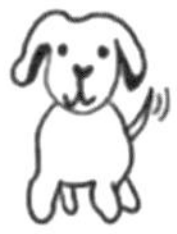

………………………………………………………………………………………………

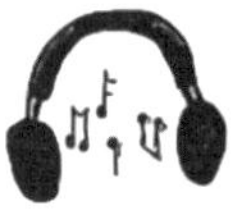

………………………………………………………………………………………………

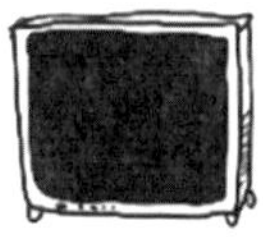

………………………………………………………………………………………………

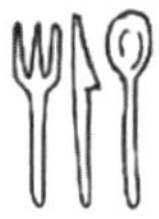

………………………………………………………………………………………………

………………………………………………………………………………………………

Mein Stärken-Ich-Buch

Wenn ich 3 Wünsche frei hätte, würde ich mir wünschen …

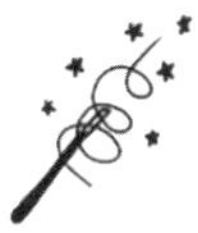

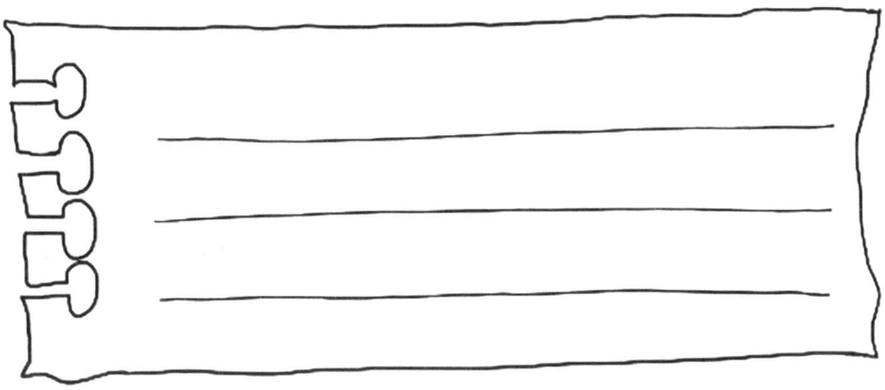

Das macht mich glücklich:

……………………………………………………………………………………………………

……………………………………………………………………………………………………

Meine Lieblingsfarben:

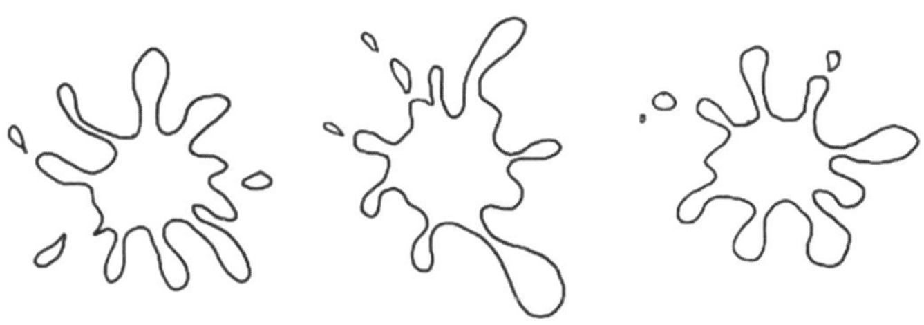

Mein Lieblingsspiel:

……………………………………………………………………………………………………

Das kann ich besonders gut:

……………………………………………………………………………

……………………………………………………………………………

……………………………………………………………………………

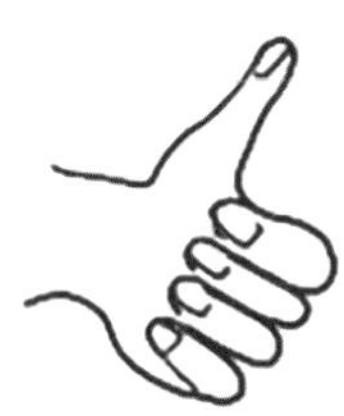

Stärken-Ich-Buch: Meine Familie

Das ist meine Familie:

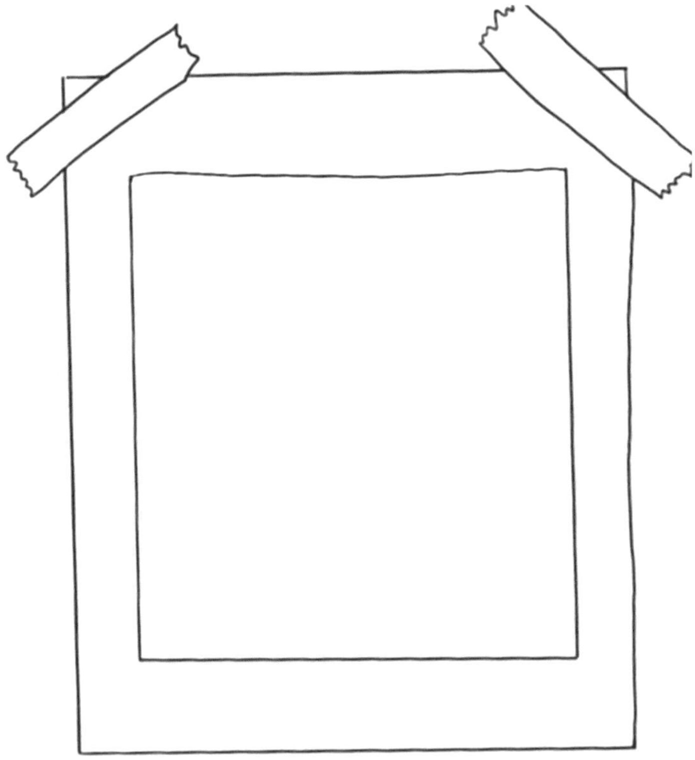

Zu meiner Familie gehören:

....

Das liebe ich an meiner Familie:

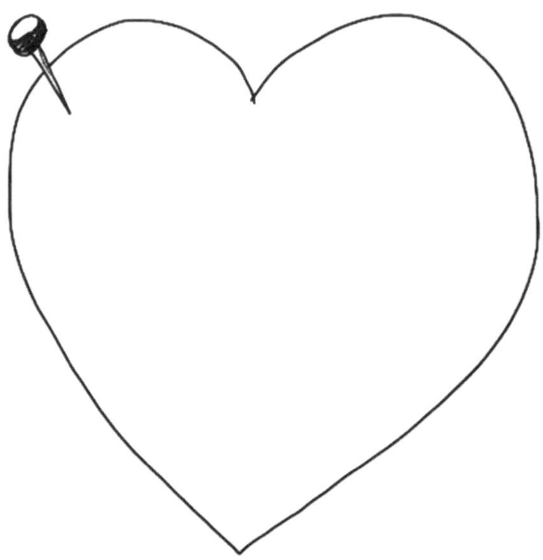

Stärken-Ich-Buch: Meine Familie

Die größte Stärke meiner Familie:

So sieht unser Familienwappen aus:

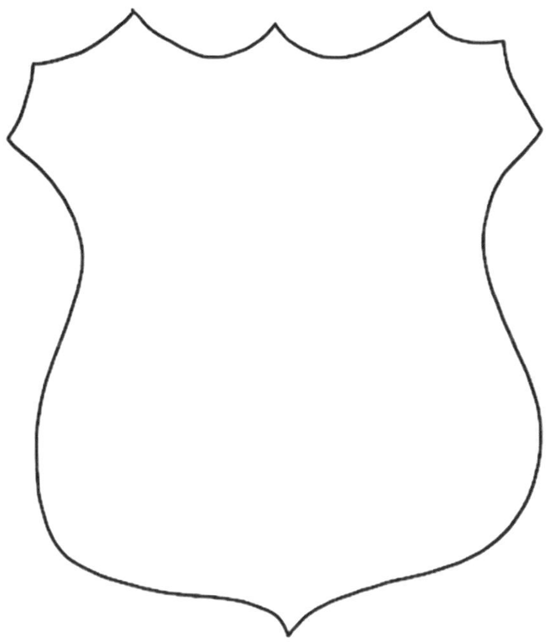

Dieser tolle Spruch passt am besten zu meiner Familie:

Die größte(n) Stärke(n) meiner Mutter:

Die größte(n) Stärke(n) meines Vaters:

Diese Stärke(n) habe ich von meinen Eltern geerbt:

Das Stärken-Ich-Buch: So werde ich gesehen

Diese Seite deines Stärken-Ich-Buchs kann von Freunden, Eltern, Großeltern, Freunden und anderen wichtigen Bezugspersonen für dich ausgefüllt werden.

Das mag ich an dir:

....

....

Das sind in meinen Augen deine größten Stärken:

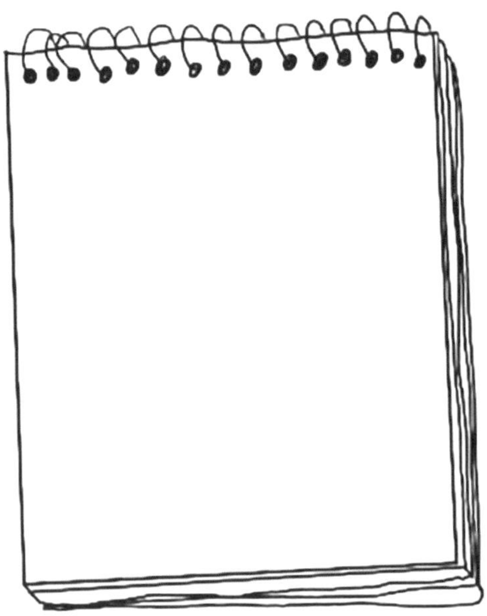

An diesen schönen Moment mit dir erinnere ich mich gerne zurück:

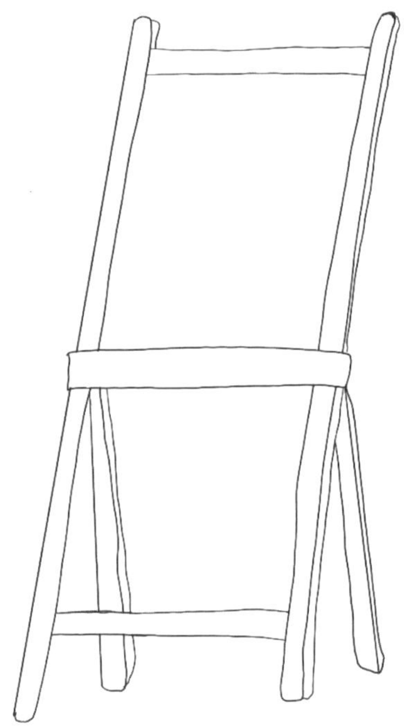

Das wünsche ich dir:

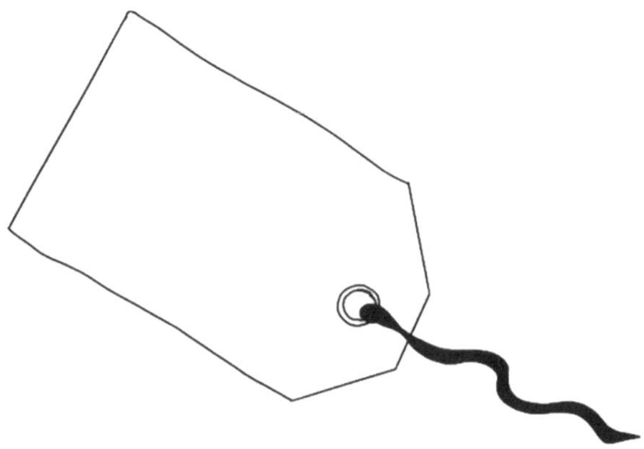

Das Das Stärken-Ich-Buch: So werde ich gesehen

Diese 3 Wörter beschreiben dich am besten:

....

....

....

Ausgefüllt für: 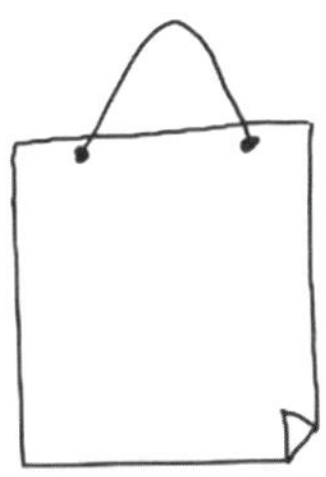

Ausgefüllt von: 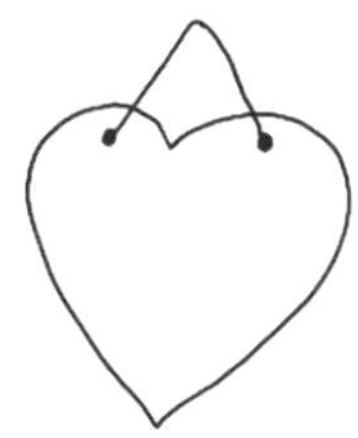

AB 30 • K

Mein Tag: positiver Rückblick

Mein Name: ....

So war das Wetter heute:

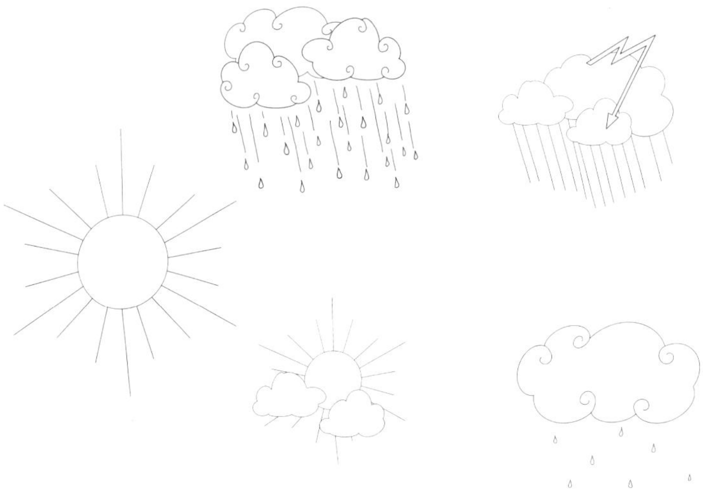

Das war heute mein Lieblingsmoment:

....

Das war mein Lieblingsessen heute:

....

Mit wem habe ich heute etwas Schönes erlebt?

....

Dafür war ich heute dankbar:

....

Darüber habe ich mich heute gefreut:

....

Das habe ich heute neu gelernt:

....

So habe ich mich heute gefühlt:

AB 31 • K J

Das-alles-tut-mir-gut-ABC

Was tut dir gut? Bei welchen Aktivitäten bekommst du direkt bessere Laune? Was hilft dir bei Stress? Was kannst du in einem Wutmoment tun? Schreibe alles, was dir einfällt, in das ABC.

A …………………………	N …………………………
B …………………………	O …………………………
C …………………………	P …………………………
D …………………………	Q …………………………
E …………………………	R …………………………
F …………………………	S …………………………
G …………………………	T …………………………
H …………………………	U …………………………
I …………………………	V …………………………
J …………………………	W …………………………
K …………………………	X …………………………
L …………………………	Y …………………………
M …………………………	Z …………………………

AB 32 • K J

Schutzschilde gestalten

Um sich innerlich stark und mutig fühlen zu können, ist es wichtig, sich sicher und geborgen zu fühlen. Schreibe und male in die Schutzschilde, was dich stark macht und was oder wer dich beschützt! Du kannst alles malen und schreiben, was dir dazu einfällt.

Wichtig

Wenn jemand etwas Gemeines zu dir sagt, kannst du an deinen Schutzschild denken und dir vorstellen, wie die Aussagen daran abprallen.

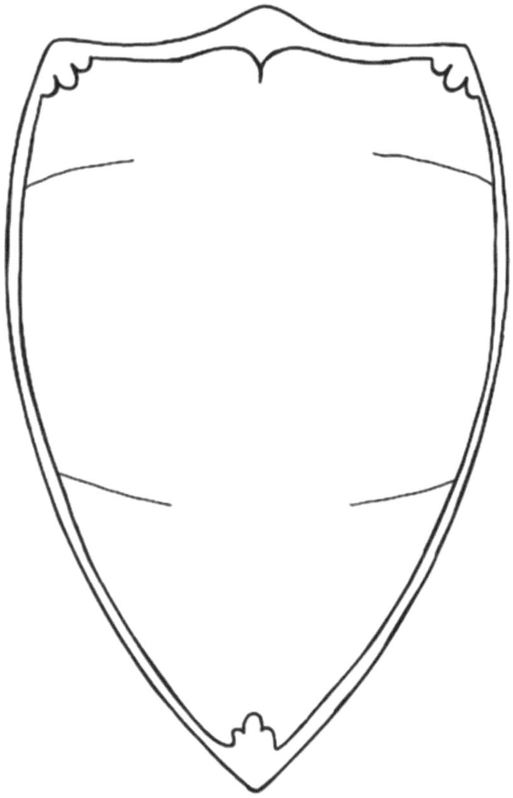

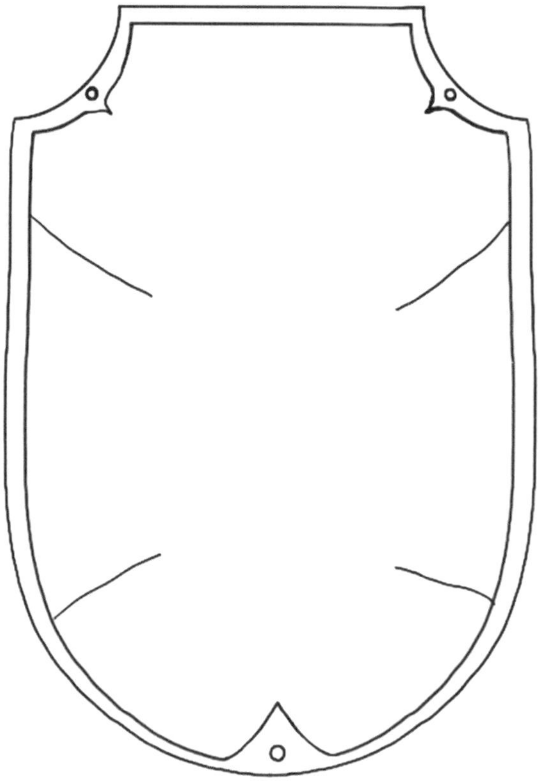

Mein Stärkenbaum

Gestalte deinen Stärkenbaum! Überlege dir dabei:

- Welche Wurzeln hat mein Baum? Wie muss die Erde sein, in der er wachsen kann? (in die Wurzeln und Erde schreiben)
- Welche Früchte trägt er – was sind meine Stärken, die man bereits sehen kann? (in die Früchte schreiben)
- Was braucht mein Stärkenbaum, um zu wachsen (in die Sonne und Regenwolke schreiben)?
- Welche versteckten Stärken habe ich vielleicht noch? (in die Äste des Baumes schreiben)
- Welche Eigenschaften machen mich stark? (in den Baumstamm schreiben)

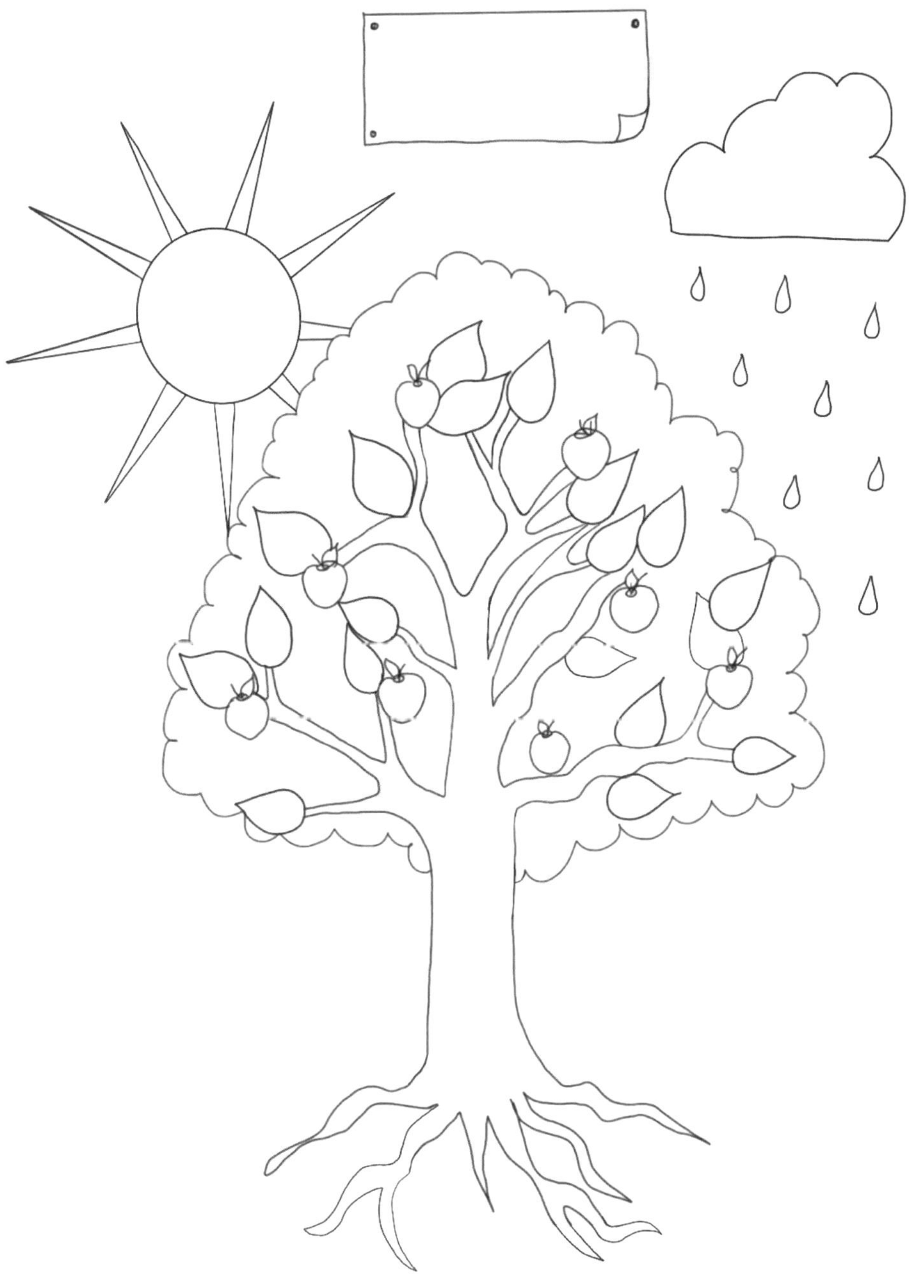

Meine Stärken-Sonne

Schreibe deine Stärken auf die Sonnenstrahlen der Stärken-Sonne! Wenn du magst, kannst du dir deine Stärken-Sonne in deinem Zimmer an die Wand hängen und immer darauf schauen – und denke daran: Deine Stärken dürfen strahlen!

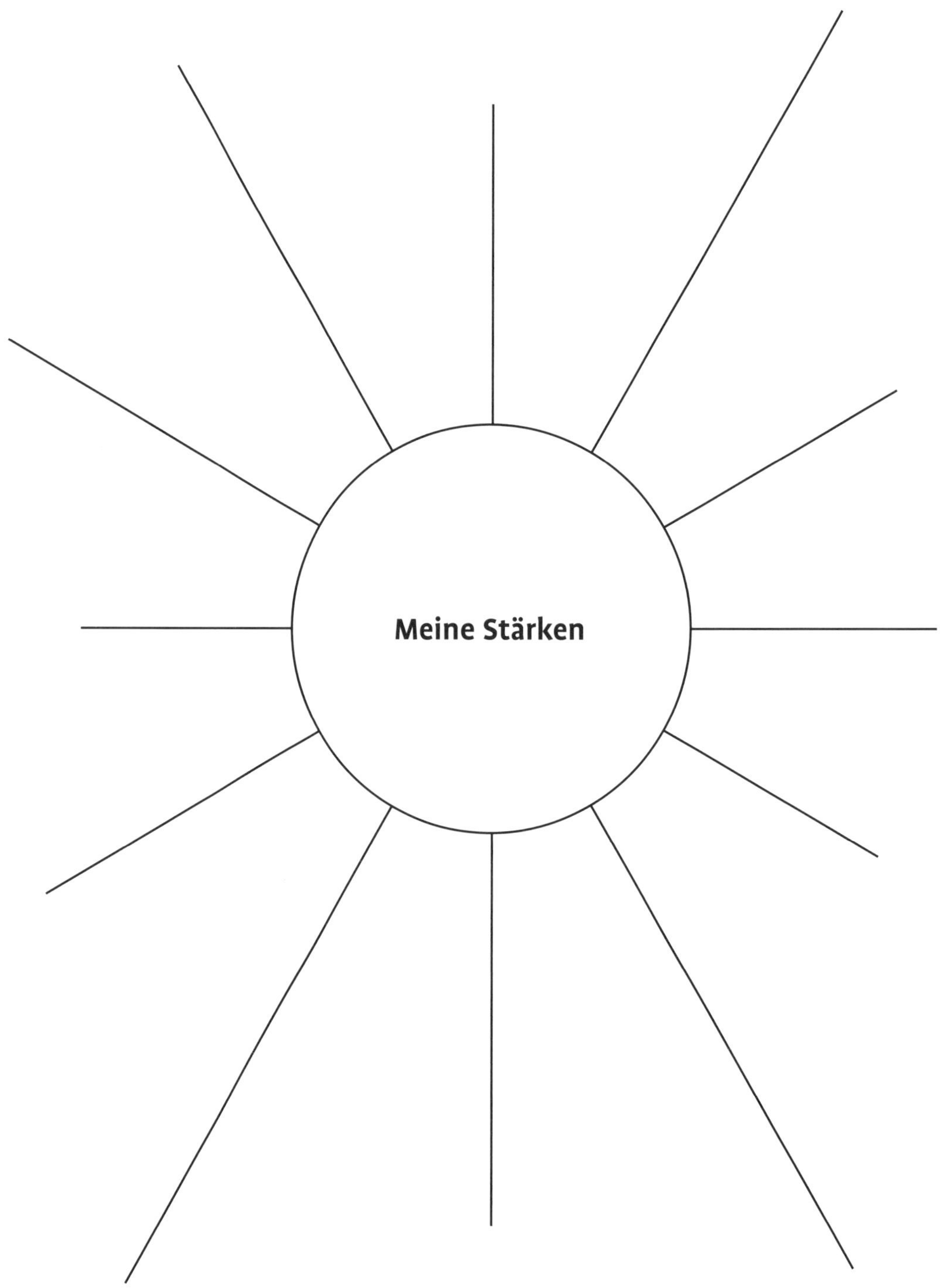

AB 35 • K J

Das Abwehrsystem meines Körpers und meiner Psyche

Genau wie unser Körper Angreifern wie Viren oder Bakterien ausgesetzt ist, kann die Psyche in Schwierigkeiten geraten. Solche Angreifer der Psyche kennt jeder von uns. Es sind die kleinen und großen Krisen des Alltags.

Angreifer können sein:
- peinliche Situationen
- plötzliche, unerwartete Veränderungen
- Trennung der Eltern, Umzug
- Stress in der Schule
- doofer Kommentar von einem guten Freund

Und weil wir alle unterschiedlich sind und unterschiedliche Erfahrungen im Leben gemacht haben, reagiert jeder von uns anders auf diese Angreifer.

Welche Angreifer kennst du? Schreibe alles auf, was dir dazu einfällt:

....

....

....

Mein Körper hat ein Abwehrsystem! Das Immun- oder Abwehrsystem meines Körpers schützt mich vor Viren und Bakterien. Wenn ich ein starkes Abwehrsystem habe, werde ich weniger krank. Das braucht das Abwehrsystem meines Körpers, um sich gegen Angreifer wie Krankheiten zu wehren: Vitamine, Bewegung, frische Luft, gesundes Essen, genug Pausen, genug Schlaf

Eigene Ideen:

....

....

Meine Psyche hat auch ein Abwehrsystem! Das braucht das Abwehrsystem meiner Psyche, um Krisen und schwierige Momente gut zu bewältigen: gut für mich sorgen, Bewegung, genug Schlaf, gesundes Essen, Musik, Natur, Kontakt zu Tieren, Zeit mit Freunden verbringen, mir selbst gut zureden, mich trösten lassen

Eigene Ideen:

....

....

Power-Posen für ein starkes Gefühl

Was sind Power-Posen? Wenn du über eine längere Zeit eine selbstbewusste Körperhaltung einnimmst, wird im Gehirn die passende positive Emotion aktiviert und du fühlst du dich dadurch selbstsicher. Glaubst du nicht? Dann probiere es doch einfach aus!

Auf diesem Arbeitsblatt findest du eine Reihe an Übungen, die dir dabei helfen können, dich innerlich stärker zu fühlen. Was denkst du dazu? Probiere die Power-Posen mal aus und spüre, wie du dich dabei fühlst. Es ist wichtig, für mindestens 60 Sekunden in der Haltung zu bleiben. Stoppe die Zeit mit einer Stoppuhr oder deinem Handy. Kreuze an, welche Übungen du am besten findest.

Superhelden-Pose: Für mehr Selbstvertrauen!
Mach den Rücken gerade, stell deine Füße schulterbreit nebeneinander und recke den Kopf nach oben. Die Hände stemmst du in die Hüften, tief einatmen und lächeln. Wenn du magst, kannst du dir innerlich einen stärkenden Satz zuflüstern, zum Beispiel: »Ich bin stark und gebe mein Bestes!« Diese Position kann Stress abbauen und dir ein gutes, starkes Gefühl geben.

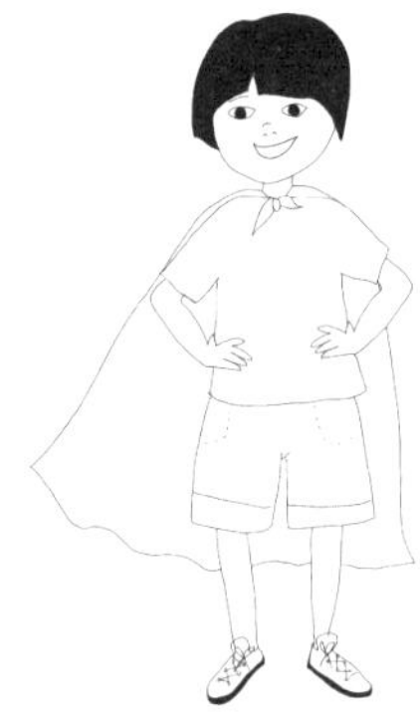

Die Gorillahaltung: Ich kann mich wehren!
Stell dich aufrecht hin, die Füße auseinander, Knie leicht gebeugt und das Kinn nach oben. Die Arme nach oben anwinkeln, wie ein Gorilla kurz vor den Angriff. Bleibe für 60 Sekunden in dieser Haltung und fühle mal, ob du dich stärker fühlst.

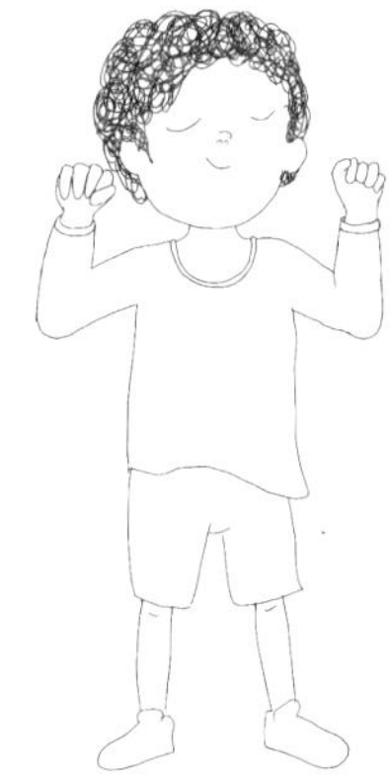

Der Baum: Mich wirft so leicht nichts um!
Nimm eine aufrechte Körperhaltung ein, stelle dich schulterbreit hin und lasse deine Arme hängen. Versuche nun, dich auf deinen Atem zu konzentrieren. Wenn du magst, kannst du die Augen schließen. Stell dir jetzt vor, du wärst ein Baum, der seine Wurzeln ganz fest in den Boden geschlagen hat. Selbst durch etwas Wind lässt der Baum sich nicht umwerfen. Er bleibt fest und sicher stehen.

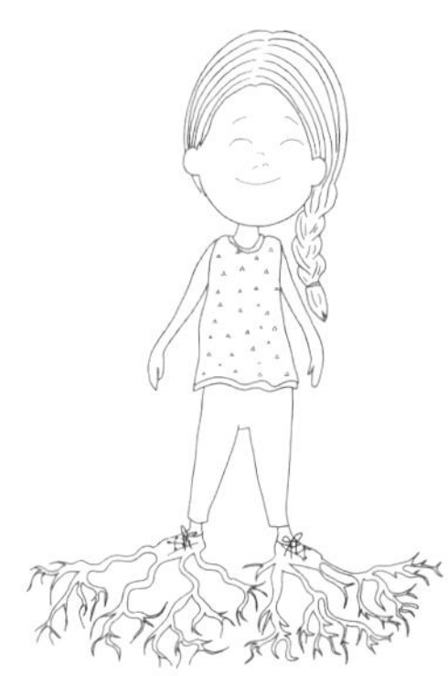

Power-Posen für ein starkes Gefühl

Chef-Pose: Ich behalte den Überblick!
Setze dich auf einen (Büro)-Stuhl, verschränke die Arme hinter dem Kopf und lehne dich lässig zurück. Die Beine stehen etwas breiter fest auf dem Boden oder du kannst ein Bein über das andere Bein schlagen. Atme tief ein und aus und stell dir vor, wie du alles unter Kontrolle hast.

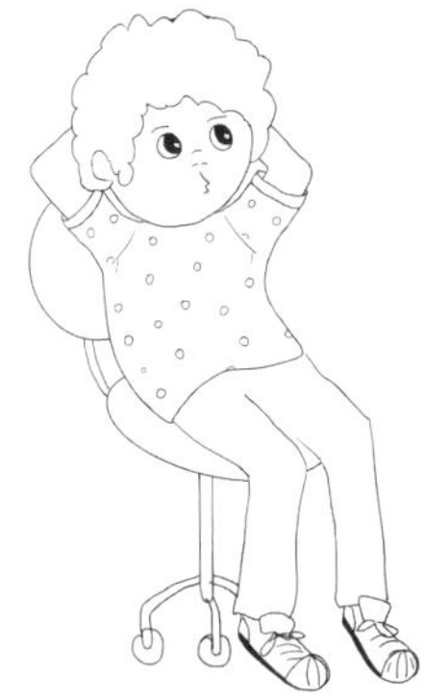

In den Startlöchern: Nichts kann mich stoppen!
Lehne dich mit beiden Händen auf den Tisch und bringe die Füße in Schrittposition. Ziehe die Schultern runter, schiebe dafür das Kinn nach oben. Stell dir vor, du bist in der Startposition für einen Sprint – und nichts kann dich stoppen.

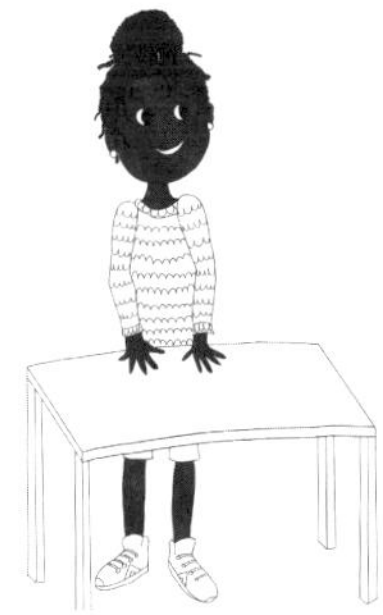

Yoga-Pose: Mein Atem ist eine Superpower!
Setze dich in den Schneidersitz, schließe die Augen und mache den Rücken gerade. Öffne deine Arme zur Seite und lass Zeigefinger und Daumen sich berühren. Sage flüsternd deinen Zauberspruch, zum Beispiel: »Weil ich es will, wird alles still«.

Atme tief ein und aus und spüre, wie sich das anfühlt. Jetzt stell dir vor, beim Ausatmen legt sich eine Kraft wie ein schützender Mantel um deinen Körper. Wie sieht deine Kraft aus? Wie fühlt sie sich an? Wiederhole das Atmen und Kraft spüren 10- bis 15-Mal. Öffne dann wieder deine Augen. Vergiss nicht: Deinen Atem, der dir Kraft schenken kann, hast du immer dabei! Nutze ihn, wann immer du ihn brauchst!

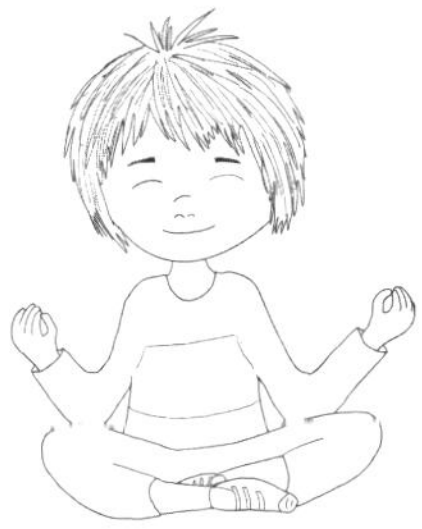

Bogenschütze: Ich kenne mein Ziel!
Mache einen Ausfallschritt und halte die Arme so, als würdest du einen unsichtbaren Bogen in der Hand halten und einen Pfeil spannen. Fokussiere dich auf dein Ziel und atme fünfmal tief ein und aus. Dann lass plötzlich los, atme dabei aus und stell dir vor, wie dein Pfeil das Ziel trifft.

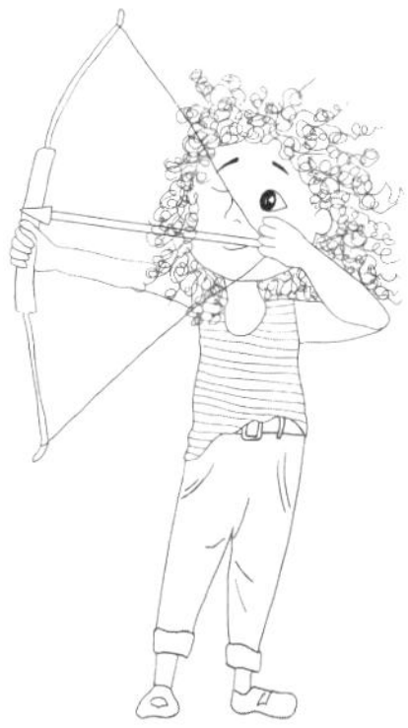

Meine stärkende Musik

Schon gewusst? Wenn du Musik liebst, kann dir das beim Erreichen deiner Therapieziele helfen. Du kannst Musik als Unterstützung einsetzen, um deinem Gehirn neue Glaubenssätze beizubringen. Du kannst Musik einsetzen, um dich in andere Stimmungen zu versetzen. Du kannst Musik als Motivationshilfe nutzen. Du kannst deinen Stress bei lauter Musik raustanzen. Musik kann eine beruhigende oder eine anregende Wirkung haben. Du kannst eine lästige Tätigkeit genauso lange ausführen, bis dein Lieblingssong vorbei ist – besser als komplett zu vermeiden. Ruhige Musik kann dir den Zugang zur Meditation erleichtern oder bei Imaginations-/Atemübungen unterstützen.

Musik hören bedeutet für mich:

....

....

....

Was ich durch einen Songtext schon gelernt habe:

....

....

So sehr kann Musik meine aktuelle Stimmung beeinflussen:

☐	☐	☐	☐	☐	☐	☐	☐	☐	☐	☐
0	1	2	3	4	5	6	7	8	9	10
kein Einfluss										Stimmung kann sich komplett ändern

Übung

Sammle Lieder für deine Playlists zu den unterschiedlichen Themen – du kannst bekannte Lieder nehmen oder gezielt recherchieren.

Meine Playlist für gute Laune:

....

....

....

Meine stärkende Musik

Meine Playlist, um den Kopf frei zu bekommen:

....

....

....

Meine Playlist für Motivation:

....

....

....

Meine Playlist zur Verankerung neuer Glaubenssätze:

....

....

....

Meine Playlist für einen Confidence-Boost:

....

....

....

Such dir von jeder Kategorie dein Lieblingslied aus und drucke dir die Liedtexte dazu aus oder schreibe sie auf. Unterstreiche dann die für dich wichtigsten Worte oder Zeilen. Du kannst diese als Unterstützung nutzen oder in der Therapie damit weiterarbeiten.

AB 38 • K J

Meine stärkenden Geschichten

Um Lösungsideen für deine Probleme zu finden, kann es manchmal helfen, sich die Geschichten anzuschauen, die dich begeistern. Beantworte dazu die folgenden Fragen:

Meine Lieblingsgeschichten:

....

....

Diese Herausforderungen mussten in den Geschichten gemeistert werden:

....

....

Gibt es etwas an den Geschichten, das dich an dein eigenes Leben erinnert? Wenn ja, was?

....

....

Diese Fähigkeiten und inneren Stärken haben den Charakteren geholfen, die Herausforderungen zu meistern:

....

....

Was kannst du von den Geschichten für dein eigenes Leben lernen?

....

....

....

Welche Stärken hättest du auch gerne oder möchtest du bei dir verbessern?

....

....

AB 39 • **K** **J**

Mein Stärken-Plakat

Gestalte ein Stärken-Plakat!

Du brauchst dafür: ein großes Blatt Papier oder ein Papp-Plakat, bunte Stifte – und wenn du magst, ein ausgedrucktes Bild oder Foto von dir selbst, verschiedene Zeitschriften mit Fotos und gemalten Bildern und verschiedene Bastelmaterialien, die dir gefallen, zum Beispiel Sticker oder Glitzerstifte.

Aufgabe:

- ▶ Schritt 1: In die Mitte des Posters kannst du ein Bild von dir malen oder kleben oder du schreibst »Meine Stärken« in die Mitte
- ▶ Schritt 2: Schreibe, klebe und male auf das Plakat alles, was mit deinen Stärken und Interessen zu tun hat: Eigenschaften, Aktivitäten etc. Wenn du magst, kannst du Dinge aus Zeitschriften ausschneiden oder Bilder aus dem Internet ausdrucken, die Stärken darstellen.
- ▶ Schritt 3: Überlege dir einen Platz, an den du das Poster hängen kannst. Am besten einen Ort, an dem du das Poster oft anschauen kannst, zum Beispiel über deinem Bett oder deinem Schreibtisch.

Impulsfragen zur Erstellung eines Stärken-Plakats

- ▶ Was kann ich gut? Wo liegen meine Begabungen?
- ▶ Über welche Themen könnte ich stundenlang begeistert erzählen?
- ▶ Welche Hobbys habe ich und wie kann ich meine Stärken dort einsetzen?
- ▶ Welche Stärken sind für mich in der Schule hilfreich?
- ▶ Was könnte ich aus meinen Stärken noch machen?
- ▶ Gibt es Berufe, zu denen meine Stärken passen könnten?
- ▶ Inwiefern helfen mir meine Stärken im Alltag?
- ▶ Welche Stärke würde ich gerne noch mehr ausbauen? Wo ist Potenzial nach oben?
- ▶ Was konnte ich gut, als ich jünger war?
- ▶ Gibt es Stärken, die in meiner Familie gehäuft vorkommen?

Stärkende Affirmationskarten zum Ausmalen

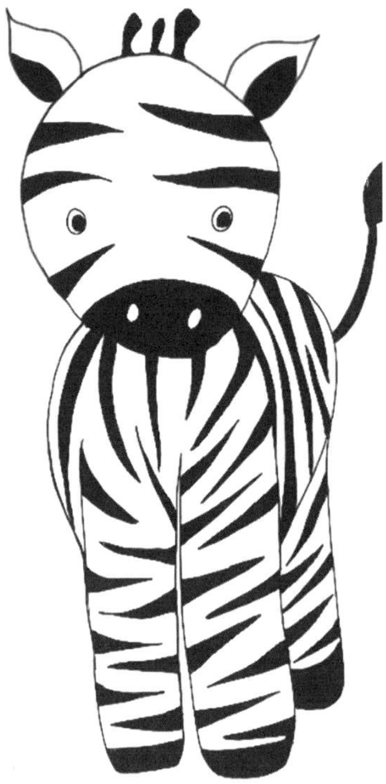

Ich bin einzigartig.

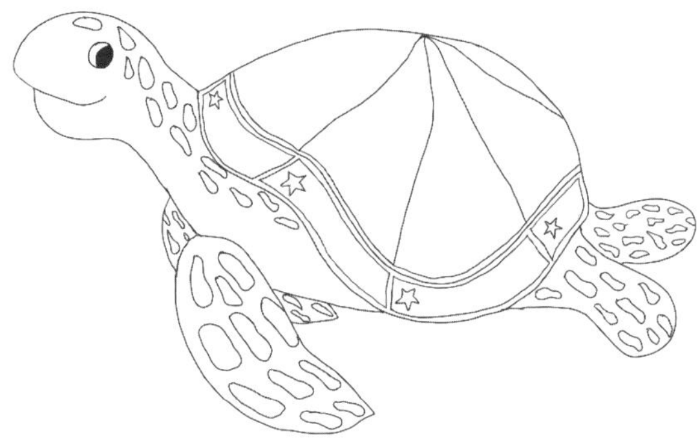

Ich bin sicher und geschützt.

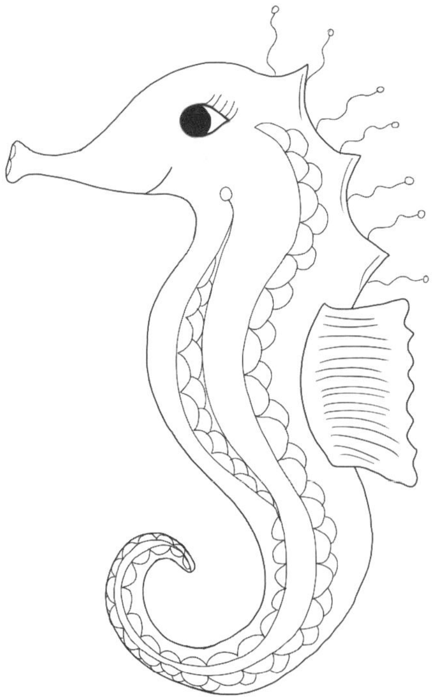

Ich glaube an mich selbst.

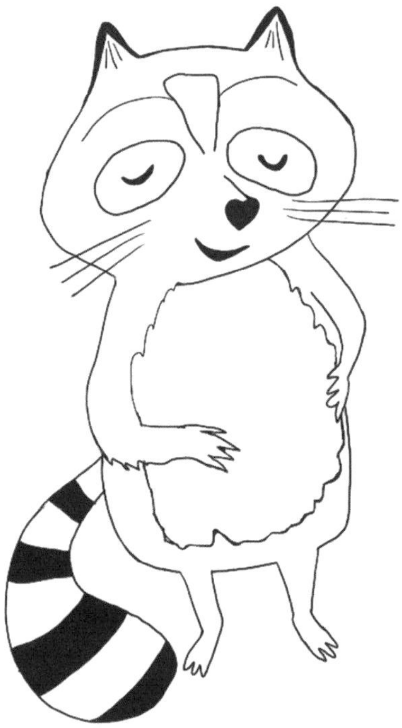

Meine Meinung ist wichtig.

Stärkende Affirmationskarten zum Ausmalen

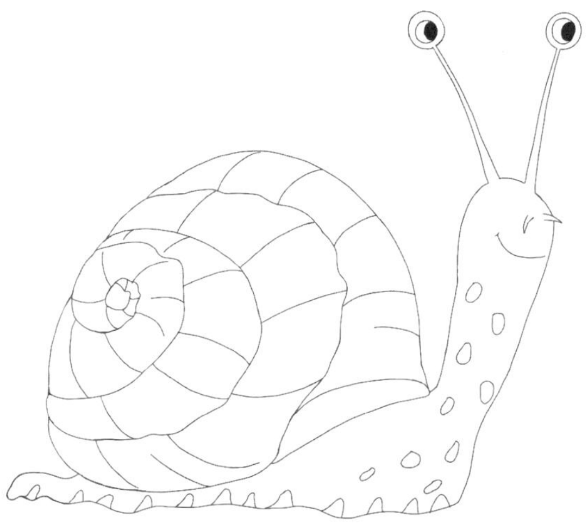

Ich bin gut so wie ich bin.

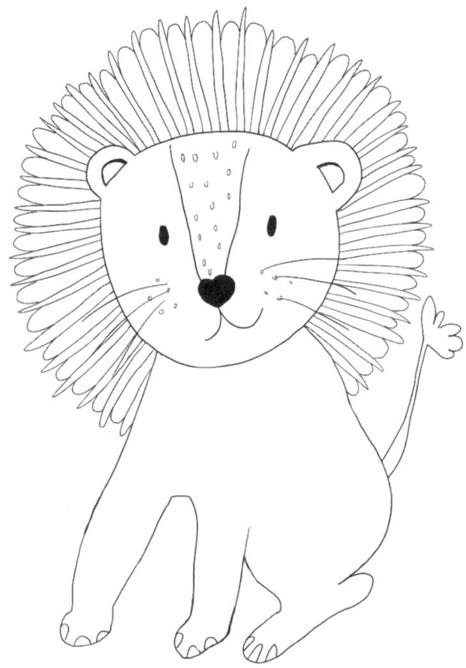

Ich bin stark und mutig.

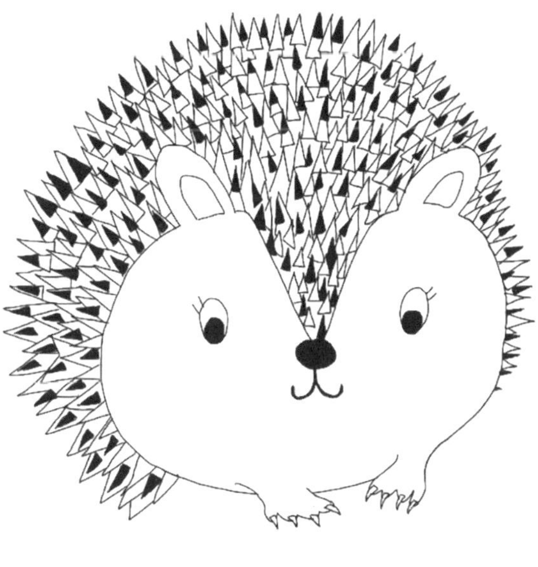

Ich werde geliebt.

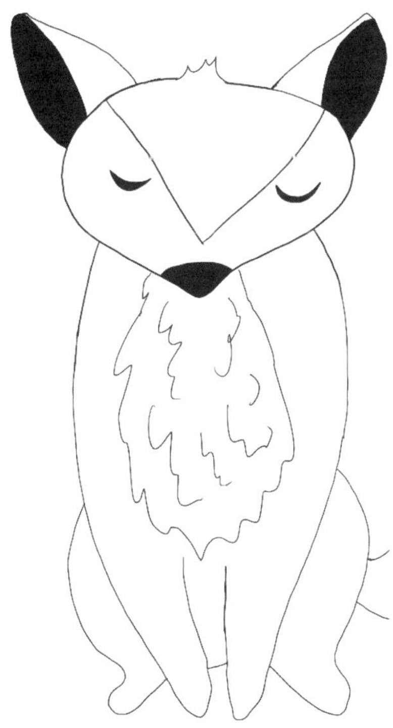

Ich bin klug, wichtig und wertvoll.

AB 41 • K J

Stärkende Affirmationskarten gestalten

Du kannst dazu malen, was immer du möchtest.

Ich bin einzigartig.	Ich werde geliebt.	Ich bin sicher und geschützt.
Ich glaube an mich selbst.	Ich bin gut so wie ich bin.	Ich bin stark und mutig.
Ich bin klug, wichtig und wertvoll.	Meine Meinung ist wichtig.	

Die Stärken meiner Helden

Denke über die Stärken deiner Helden oder Heldinnen nach. Deine Helden können beispielsweise Charaktere aus einem Film, einem Buch, einem Spiel oder einer Serie sein, die dir gefallen. Wenn du möchtest, kannst du auch eine reale Person nehmen, zum Beispiel eine Freundin, deine Oma oder einen Lehrer.

Schreibe auf, was dir zu deiner wichtigsten Heldenfigur einfällt.

Mein Held oder meine Heldin ist:

....

Das gefällt mir besonders gut an diesem Helden:

....

....

....

Die größten Stärken meines Helden:

....

....

....

Diese Fähigkeit meines Helden hätte ich auch gerne:

....

....

....

Das könnte ich tun, um diese Stärke zu entwickeln:

....

....

....

AB 43 • T

Starke Momente: ressourcenorientierte Biografiearbeit

Gerade bei Kindern und Jugendlichen, die viele belastende Lebensereignisse aufzählen können, kann eine ressourcenorientierte Biografiearbeit eine Chance darstellen, die Perspektive zu ändern. Statt darüber zu sprechen, was belastend war, wird thematisiert, wie das Kind oder der Jugendliche dies geschafft hat und welche inneren Stärken es dabei sammeln konnte.

Ziele einer ressourcenorientierten Biografiearbeit

- Schatzmomente ausfindig machen, vorhandene Ressourcen aufspüren
- gute Gründe für entwickeltes Verhalten des Kindes finden
- gesammelte innere Stärke ausfindig machen
- (sinnvolle) Schutzmechanismen aufspüren

Lebenslinie mit Schatzmomenten

Malen oder legen Sie gemeinsam mit dem Kind oder Jugendlichen eine Lebenslinie. Die starken Momente können als Schatzmomente betitelt werden und durch ein besonderes Symbol gekennzeichnet werden, beispielsweise durch eine Blume oder einen Diamanten.

Mögliche ressourcenorientierte Fragen, die man im Laufe der Übung stellen kann:

- In welchen Momenten in deinem bisherigen Leben warst du stark?
- Was waren deine Stärken im Kleinkind und Kindergartenalter?
- Weißt du noch, in welchem Schulfach du in der Grundschule am besten warst?
- Das war für ein Kind in dem Alter bestimmt anstrengend. Wie hast du das geschafft?
- Wer hat dir geholfen, als es dir so schlecht ging?
- Woher wusstest du, dass wieder eine bessere/entspanntere Zeit kommt?
- Wie hast du dich da geschützt? Gibt es Verhalten, das in dieser Zeit für dich besonders hilfreich war?
- Wer war für dich da? Hattest du Vorbilder?
- Was war das Mutigste, das du bisher in deinem Leben gemacht hast?

AB 44 • K J

Was mich begeistert

Was sind Themen, Spiele, Hobbys oder andere Dinge, die dich begeistern? Bei welchen Tätigkeiten kommt es dir vor, als würde die Zeit wie im Flug vergehen? Was fällt dir leicht und bringt mehr Spaß als Anstrengung? Wann bist du im Flow? Schreibe alles, was dir einfällt, in die erste Spalte. Überlege dann, welche Stärke du davon ableiten kannst oder dafür brauchst und trage diese in die zweite Spalte ein.

Was mich begeistert / Hobbys/ Spiele	Dazu passende Stärke

Gibt es Situationen, die dir aktuell noch schwerfallen? Falls ja, in welcher Situation könnte welche deiner Stärken nützlich für dich sein?

Schwierige Situation	Nützliche Stärke

AB 45 • K J

Stärken-Training für dein Gehirn

Das Gehirn können wir uns vorstellen wie einen Computer. Deine Gedanken sind das Betriebssystem, mit dem du den Computer programmierst. Daher ist es so wichtig, ein positives, stärkendes Betriebssystem zu wählen! Du kannst dein Gehirn trainieren, damit es stärker wird und dir dabei hilft, die Herausforderungen des Alltags zu meistern!

Male alle Sätze an, die dich stärken. Streiche die Sätze durch, die nicht hilfreich sind.

- Ich kann das nicht.
- Aus Fehlern kann ich lernen.
- Ich probiere gerne Neues aus.
- Ich bin meinen Gefühlen hilflos ausgeliefert.
- Ich kann mich jeden Tag verbessern.
- Wenn es jetzt nicht klappt, versuche ich es später noch einmal.
- Ich kann mit anderen sprechen, wenn mich etwas ängstigt oder mir Sorgen bereitet.
- Ich kann aktiv nach Lösungen suchen und Situationen beeinflussen.
- Ich kann mein Verhalten in schwierigen Situationen kontrollieren.
- Ich bin zuversichtlich, dass alles gut wird.
- Ich vertraue auf meine Fähigkeiten.
- Wenn es nicht sofort klappt, gebe ich lieber auf.
- Das ist mir zu schwierig.
- Ich bin nicht genug.
- Schritt für Schritt kann ich meine Ziele erreichen.
- Ich kann mir bei Schwierigkeiten Unterstützung holen.
- Ich probiere es nochmal.
- Ich habe eine Idee.
- Ich schaffe es.
- Das klappt nicht.
- Ich gebe nicht so schnell auf.
- Ich bin stark.
- Jeder war mal ein Anfänger, bevor er zum Experten wurde.
- Los geht's.
- Ich strenge mich an.
- Es hat keinen Zweck.

Mit folgenden Sätzen, die für mich wichtig sind, möchte ich mein Betriebssystem programmieren:

....

....

....

....

Mein stärkender innerer Film

Stell dir vor, eine bevorstehende Situation läuft genauso ab, wie du es dir wünschst. Schau dir diesen inneren Film Szene für Szene an. Je öfter du den Film im Kopf anschaust, desto sicherer wirst du in der Situation auftreten können.

Schreibe deinen inneren Film auf! Versuche dabei so detailreich wie möglich zu sein. Beantworte folgende Fragen: Was sehe ich? Was höre ich? Wie will ich mich fühlen? Was werde ich riechen? Wie reagieren vielleicht andere auf mein Handeln?

Mein innerer Film

....

....

....

....

....

....

....

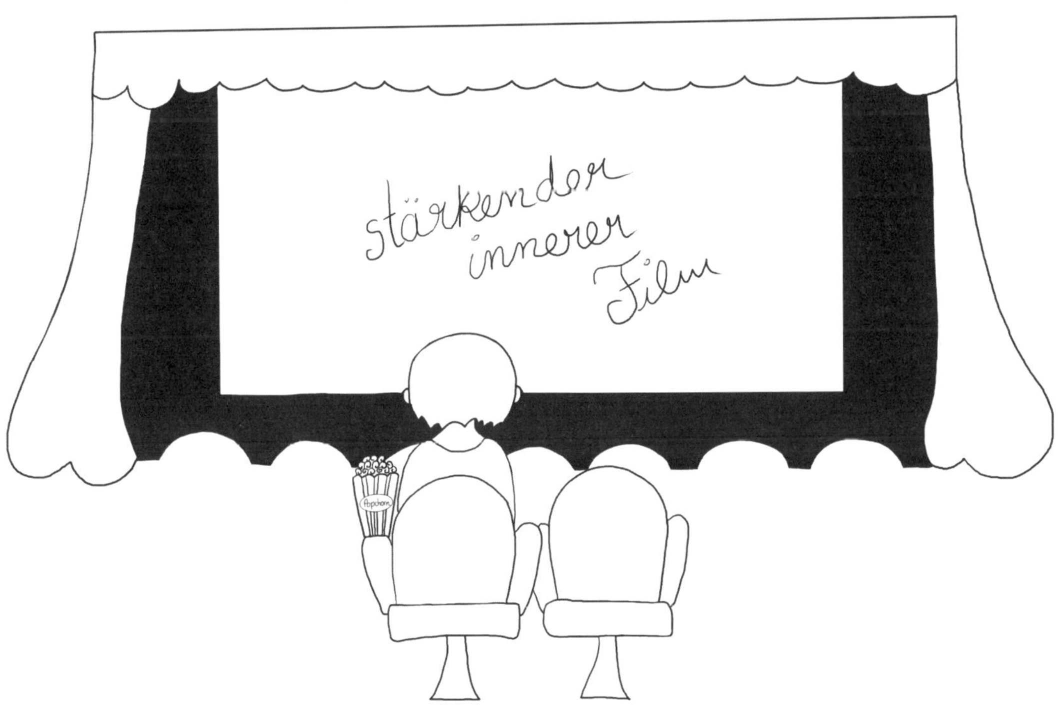

Erfolgserlebnis visualisieren

Erinnere dich an ein vergangenes Erfolgserlebnis und schreibe es auf! Weißt du noch, wie es sich angefühlt hat? Wann und woran hast du gemerkt, dass du Erfolg hattest? Wer war stolz auf dich? Hast du deinen Erfolg gefeiert?

Versuche die Erinnerung so detailreich wie möglich zu beschreiben.

Mein Erfolgserlebnis:

....

....

....

....

....

Schließe für einen Moment deine Augen und stell dir die Situation nochmal vor. Erlaube dir, das stolze, schöne Gefühl von damals zu spüren.

Denke nun an die bevorstehende Situation, für die du Kraft sammeln möchtest. Schiebe alle Ängste und Sorgen für einen Moment zur Seite und gehe stattdessen für diese Übung davon aus, dass du Erfolg haben wirst und die Situation genauso ausgeht, wie du es dir wünschst. Beantworte dann mit dieser Annahme folgende Fragen:

Wie sollte der Tag deines bevorstehenden Erfolgserlebnisses starten? Was wäre wichtig?

....

Welche wichtigen Dinge solltest du unmittelbar vor dem Erfolgserlebnis noch erledigen (nochmal auf Toilette? Genug gegessen und getrunken? Etc.)

....

Mit welcher Körperhaltung gehst du in die Situation? Wie klingt deine Stimme?

....

Was wirst du genau tun? Beschreibe Schritt für Schritt deine Handlung.

....

....

....

....

Erfolgserlebnis visualisieren

Woran erkennst du, dass du Erfolg haben wirst?

....

Welches Gefühl spürst du in dem Moment, in dem der Erfolg deutlich wird?

....

Wie fühlt dein Körper sich in diesem Moment an?

....

Wie endet die Erfolgssituation?

....

Was tust du danach? Wie feierst du deinen Erfolg?

....

Schließe nun wieder deine Augen und stell dir die erfolgreiche Situation deiner zukünftigen Situation so lebendig und detailreich wie möglich vor.

Merke

Je öfter du übst, die Situation mit dem Erfolgserlebnis und den guten Gefühlen zu verbinden, desto mehr Kraft und Stärke sammelst du für deinen Erfolg.

AB 48 • K J

Erfolgstagebuch führen

Es lohnt sich, seine Erfolge zu feiern und festzuhalten!

Meine bisherigen Erfolge

Überlege, welche Erfolgserlebnisse du in deinem bisherigen Leben schon hattest und schreibe diese in eine Liste. Worauf warst du schon mal richtig stolz? Wann hat etwas besonders gut geklappt? Wofür hast du vielleicht ein dickes Lob bekommen? Schreibe alles auf, was dir einfällt!

Trage in Zukunft deine kleinen und großen Erfolge in die Tabelle ein und überlege dir, wie du diese feiern möchtest.

Mein Erfolgserlebnis	So habe ich gefeiert

Fügungsliste

Was sind Fügungen?

Als Fügungen bezeichnet man Ereignisse, auf die man keinen Einfluss hatte, zum Beispiel besondere Zufälle. Wenn du dich auf einen Nebenjob bewirbst und nicht genommen wirst, kann dies im Nachhinein betrachtet eine negative Fügung sein (kein Job) oder eine positive (kurze Zeit später hast du vielleicht einen viel besseren Nebenjob bekommen).

Positive Fügungen sammeln

Welche Fügungen in deinem Leben haben sich als Volltreffer herausgestellt? Über welche Entscheidung bist du im Nachhinein froh? Welche Erlebnisse haben dich innerlich wachsen lassen, auch wenn es vielleicht nicht immer leicht war? Trage alles, was dir einfällt, in die Liste ein.

Mach dir dabei bewusst, dass es zum Leben dazugehört, nicht alles kontrollieren zu können, und wie oft es – im Nachhinein betrachtet – genau so richtig war, wie es gekommen ist.

Meine Fügungsliste

- ....
- ....
- ....
- ....
- ....
- ....
- ....
- ....
- ....
- ....
- ....

Hemmende Überzeugungen in stärkende Überzeugungen umwandeln

Sammle alle inneren Überzeugungen, die dich hemmen, stoppen, schlecht fühlen lassen oder anderweitig negativ beeinflussen, und trage sie in die Tabelle ein. Überlege dann in einem zweiten Schritt, wie du diese gegenteilig formulieren könntest – sodass sie zu stärkenden Überzeugungen werden, und notiere diese ebenfalls in der Tabelle.

Hemmende Überzeugungen	Stärkende Überzeugungen

Ideen, um stärkende Überzeugungen zu verinnerlichen

- auf Post-its schreiben und diese überall verteilen: im Zimmer, am Badspiegel, im Federmäppchen …
- als Sprachnachricht aufnehmen und immer wieder anhören – am besten vor dem Schlafengehen
- ein Lied, eine Geschichte oder ein Gedicht erfinden, in denen der neue Glaubenssatz eine Rolle spielt
- gezielt nach Songs suchen, die stärkende Überzeugungen beinhalten
- sich vor den Spiegel stellen, sich in die Augen schauen und sich die stärkenden Überzeugungen sagen
- die stärkenden Überzeugungen jeden Abend 10-mal aufschreiben

AB 51 • K J

Meine Zukunftswünsche

Gestalte ein Vision Board! Auf einem Vision Board darf man sich seine Zukunft ausmalen. Genau die Zukunft, die man sich wünscht. Man kann darauf alles schreiben, malen oder kleben, was man will.

Du brauchst dafür: ein großes Blatt Papier oder ein Papp-Plakat, bunte Stifte, verschiedene Zeitschriften mit Fotos und gemalten Bildern und verschiedene Bastelmaterialien, die dir gefallen, zum Beispiel Sticker oder Glitzerstifte.

Aufgabe:

- Schritt 1: In die Mitte des Posters kannst du »Mein Vision Board« oder »Meine Zukunftswünsche« schreiben oder ein Symbol malen, das für dich passt
- Schritt 2: Schreibe, klebe und male auf das Plakat alles, was mit deinen Zukunftsvorstellungen, Träumen und Wünschen zu tun hat.
- Schritt 3: Überlege dir einen Platz, an den du das Poster hängen kannst. Am besten einen Ort, an dem du das Poster oft anschauen kannst, zum Beispiel über deinem Bett oder deinem Schreibtisch.

Impulsfragen zur Gestaltung eines Plakats zu den eigenen Zukunftswünschen

- Von welcher Zukunft träume ich?
- Wie möchte ich wohnen? In einem Haus, einer Wohnung? In der Stadt? Auf dem Land?
- Welchen Beruf möchte ich ausüben?
- Möchte ich eine Familie gründen?
- Mit was für Menschen möchte ich mich umgeben?
- Möchte ich Haustiere haben?
- Was möchte ich in meiner Freizeit tun?
- Gibt es Themen, für die ich mich engagieren möchte?
- Wie möchte ich den Kontakt zu meiner Familie gestalten?
- Welche Art Klamotten möchte ich tragen?
- Wie sollen meine Urlaube aussehen?
- Was wären meine Pläne für die Wochenenden?

Tipp • Für Jugendliche

Wenn du soziale Medien hast, wo du Fotos, Bilder und Illustrationen abspeichern kannst, kannst du natürlich auch dort ein Vision Board erstellen, welches du dir in regelmäßigen Abständen anschauen kannst, um dich an deine Ziele und Wünsche zu erinnern.

AB 52 • K

Anti-Monster-Spray

Wenn du Angst vor Monstern hast, brauchst du dringend ein Anti-Monster-Spray! Alle Monster hassen den Geruch von Lavendel! Das ist wie bei den Vampiren und dem Knoblauch: Sobald sie Lavendel riechen, bekommen Monster und Gespenster es selbst mit der Angst zu tun und suchen schnell das Weite.

Immer wenn die Angst vor Monstern besonders groß wird, kannst du das Spray versprühen, um die Monster zu vertreiben. Wenn du magst, kannst du das Spray auch abends vor dem Schlafengehen benutzen, dann bist du über Nacht gut geschützt!

Wichtig

Das Anti-Monster-Spray funktioniert auch bei Gespenstern, Hexen und anderen Gruselgestalten!

Bastelanleitung Anti-Monster-Spray

Du brauchst:

- eine leere Sprühflasche
- Wasser
- Lavendelöl (oder ein anderes Duftöl deiner Wahl)
- einen Kleber

So geht's:

- Fülle Wasser in die Sprühflasche und gib etwas Lavendelöl (oder ein anderes Duftöl) hinzu. Das Wasser sollte jetzt angenehm duften.
- Male das Anti-Monster-Spray-Etikett aus, schneide es aus und klebe es auf die Flasche ODER male ein eigenes Etikett und beklebe die Flasche damit.

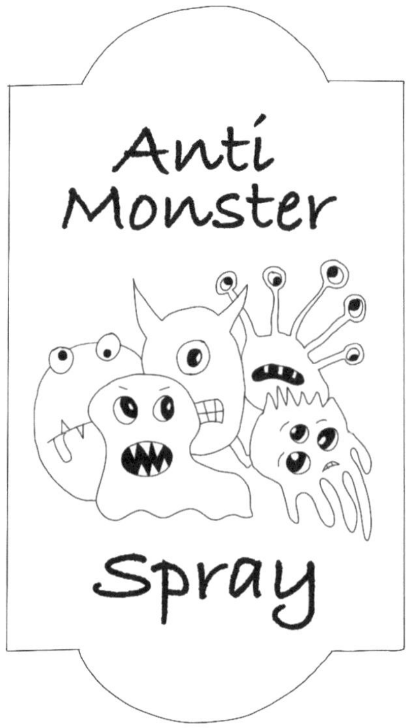

Meine Gefühlsampel

Die Gefühlsampel kannst du an deine Zimmertür hängen, damit die anderen Mitglieder deiner Familie Bescheid wissen, wie es dir gerade geht. Wichtig ist, dass ihr vorher drüber gesprochen habt, was du dir bei welcher Farbe wünschst.

Nachdem du die Ampel ausgemalt und die Wünsche hineingeschrieben hast, kannst du die Tabelle ausschneiden und an deine Zimmertür hängen. Mit einer Büroklammer, die du an die Seite klemmst, kannst du deiner Familie zeigen, wie es dir gerade geht.

Ampelfarbe	Was ich mir bei dieser Farbe wünsche
○	
○	
○	

Grün: Ich fühle mich gut, bin fröhlich, habe einen guten Tag
Orange: Es geht mir heute so mittel. Es gibt etwas, das mich beschäftigt.
Rot: Heute ist ein schlechter Tag. Ich fühle mich nicht gut. Ich bin traurig, wütend oder ängstlich.

Stopp-Sagen üben

So geht's: Du drehst dich mit dem Gesicht an die Wand. Ein anderes Kind oder dein Therapeut bzw. deine Therapeutin steht als »Angreifer« mit etwas Abstand hinter dir und ruft plötzlich laut: »Hey!« Deine Aufgabe ist nun, so schnell du kannst, dich umzudrehen und laut »Stopp!« zu rufen. Strecke dabei deine Hand aus und mache ein deutliches Stopp-Zeichen. Achte auf deine Körpersprache. Mach dich groß, Schultern zurück, schau den Angreifer oder die Angreiferin direkt an.

Überlege einmal, wie die Übung für dich war.

Wie hast du dich dabei gefühlt?

....

....

In welchen Situationen könnte dir das Stopp-Sagen helfen?

....

....

....

Was könntest du außer Stopp noch sagen oder rufen?

....

....

....

Warum ist es wichtig, dass man selbstbewusst Stopp sagen kann?

....

....

....

Wie könntest du das Stopp-Sagen regelmäßig üben?

....

....

....

AB 55 • K J E

Ich-Botschaften üben

Wie formuliert man eine Ich-Botschaft?

- *Ich fühle mich …*
  Hier kannst du deine Gefühle zu einer Situation oder einem Verhalten deines Gegenübers beschreiben.
- *Wenn …*
  Hier beschreibst du die Situation oder das Verhalten.
- *Weil …*
  Hier kannst du erzählen, warum es dir so geht.
- *Und daher wünsche ich mir von dir …*
  Hier kannst du deinen Wunsch formulieren, wie es für dich besser wäre.

Beispiel

Ich fühle mich wütend, *wenn* du mich nicht ernst nimmst, *weil* ich merken möchte, dass ich dir wichtig bin. *Und daher wünsche ich mir von dir*, dass du mir mehr zuhörst.

Vorteile von Ich-Botschaften:

- Dein Gegenüber kann dich besser verstehen.
- Deine Aussage wird weniger wahrscheinlich als Angriff aufgegriffen (was bei Du-Aussagen vorkommen kann) und dein Gegenüber reagiert wahrscheinlich mit Verständnis.
- Ich-Botschaften können einen Konflikt entschärfen.
- Du kannst ganz klar sagen, was du möchtest.

Überlege, wem du etwas Wichtiges sagen möchtest, und formuliere es als Ich-Botschaft mithilfe der Karten. Je öfter du mit den Karten übst, desto leichter wird es dir fallen, Ich-Botschaften zu nutzen. Wichtig ist, dass du bei Ich-Botschaften ruhig und deutlich sprichst, damit das Gegenüber dich gut versteht. Wenn du möchtest, kannst du die Karten ausschneiden und als Spickzettel benutzen.

Ich fühle mich …	Wenn …	Weil …	Und daher wünsche ich mir von dir ….

Aussagen zum Thema Stärken

Kreuze die Aussagen an, die du sinnvoll findest:

- ☐ Manchmal ist es stark, Schwäche zu zeigen.
- ☐ Die schwierigste Zeit im Leben kann die beste Gelegenheit sein, innere Stärke zu entwickeln.
- ☐ Manchmal zeigt sich der Weg erst, wenn man anfängt, ihn zu gehen.
- ☐ Angst beginnt im Kopf. Mut auch.
- ☐ Das Leben ist das Ergebnis deiner Entscheidungen.
- ☐ Nur wer sein Ziel kennt, findet den Weg.
- ☐ Alles was ich brauche und sein werde, trage ich bereits in mir.
- ☐ Ich habe die Stärke, schwierige Zeiten durchzustehen.
- ☐ Die Vergangenheit ist da, um daraus zu lernen – und nicht, um darin zu leben

Meine Gedanken dazu:

- ☐ ....
- ☐ ....
- ☐ ....

AB 57 • J

Friendly Reminder

Was ist ein Friendly Reminder?

Friendly Reminder sind stärkende Aussagen zum Thema *psychische Gesundheit*. Sie fassen zusammen, was in vielen Therapien thematisiert wird. Es kann guttun, sich die Sätze in einem schwierigen Moment oder in stressigen Zeiten durchzulesen. Vielleicht sind nicht alle Sätze für dich wichtig, das ist okay.

Unterstreiche die Sätze, die für dich eine besondere Bedeutung haben, oder schreibe sie dir auf.

Sätze, mit denen du dich für dich selbst stark machen kannst:

- Meine Bedürfnisse sind wichtig!
- Das habe ich verdient. / Das habe ich nicht verdient.
- Es ist okay, Nein zu sagen.
- Es ist normal, dass nicht jeder mich mag. Das gehört zum Leben dazu.
- Heute brauche ich eine Pause und muss Kraft tanken.
- Es ist wichtig, auf die Signale meines Körpers zu hören.
- Ich spiele die Hauptrolle in meinem Leben.
- Ich habe mein Bestes gegeben. Das ist gut genug.
- Gefühle sind Signale. Ich verstehe mich immer besser.
- Ich sorge gut für mich.
- Ich darf meine Grenzen verteidigen.
- Es ist mir wichtiger, dass es mir gut geht, als dass ich Erwartungen erfülle.

Sätze zum gesunden Umgang mit Gefühlen:

- Gefühle kommen und gehen.
- Dieses Gefühl kenne ich schon gut. Ich weiß, dass es irgendwann wieder schwächer werden wird.
- Gefühle, die ich unterdrücke, werden größer. Daher ist es wichtig, mein Gefühl zu fühlen. Erst dann kann es sich auflösen.
- Gefühle, die ich mir erlaube zu fühlen, werden schwächer.

Es ist okay …

- nicht okay zu sein.
- loszulassen, was mir nicht guttut.
- das zu tun, was für mich am besten ist.
- Verabredungen und Termine abzusagen.
- noch nicht zu wissen, was die Zukunft bringen wird.
- nicht immer erreichbar zu sein.

AB 58 • J

Stärken-Zielscheibe

Mithilfe der Stärken-Zielscheibe kannst du dir klarmachen, welche deiner Stärken für deine aktuellen Herausforderungen am wichtigsten ist. Es kann sinnvoll sein, sich dann auf diese eine Stärke zu fokussieren und diese besonders zu fördern.

- ▶ **Meine Stärken:** Schreibe in den äußeren Ring alle deine Stärken, Talente und Begabungen. Frage dich: Was kann ich gut? Was macht mich aus?
- ▶ **Meine wichtigsten Stärken:** Überlege dir, welche drei Stärken dich wirklich ausmachen und schreibe diese in den mittleren Ring.
- ▶ **Aktuell wichtigste Stärke:** Überlege, welche Herausforderungen dich gerade beschäftigen und welche deiner Stärken du dafür aktuell am meisten benötigst. Schreibe diese wichtigste Stärke in den inneren Ring.

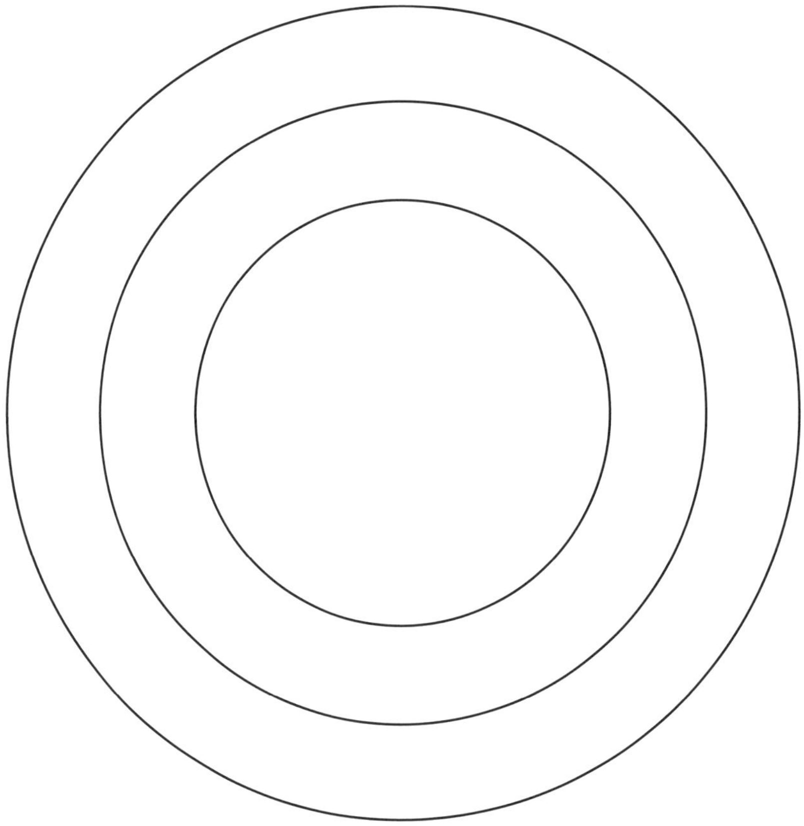

Meine aktuell wichtigste Stärke ist:

So möchte ich diese Stärke fördern:

AB 59 • K J

Sich weniger vergleichen

Überlege:

Mit wem vergleiche ich mich aktuell am meisten?

....

....

Wie geht es mir, wenn ich mich mit diesen Personen vergleiche?

....

....

....

Wie würde es mir gehen, wenn ich mich nicht mehr mit diesen Personen vergleichen würde?

....

....

....

Wichtig

Versuche dich nicht mit anderen Kindern oder Jugendlichen zu vergleichen! Es wird immer jemanden geben, der oder die schneller, schlauer, weiter ist als du. Selbst bekannte Schauspieler oder Sportlerinnen erzählen davon, wie der Vergleich mit anderen Schauspielerinnen und Sportlern sie belastet. Du siehst: Obwohl sie schon so viel erreicht haben, ist es aus ihrer Perspektive noch nicht genug.

Vergleiche mit deinem Ich von gestern, von vor einer Woche, einem Montag oder einem Jahr
Sinnvoller ist zu überlegen, inwiefern du selbst dich in einer Fähigkeit verbesserst oder eine Stärke ausbaust. Wenn du dich hierauf konzentrierst, wirst du feststellen, dass Vergleichen auch ein toller Motivator sein kann.

Ich kann nur entwickeln, was mir mitgegeben wurde
Es ist wichtig, dass du dir nochmal überlegst, mit welchen Stärken du auf die Welt gekommen bist und wie du diese ausbauen kannst.

AB 60 • J E

Dinge, die ich loslassen möchte

Im Laufe einer Therapie kann es vorkommen, dass man nicht nur merkt, was man neu in sein Leben holen möchte, sondern auch, was man loslassen möchte.

Ein schöner Effekt: Wer loslässt, hat die Hände frei!

Bitte markiere, was du loslassen möchtest:

- ☐ die Angst, etwas zu verpassen
- ☐ das ewige Vergleichen mit anderen
- ☐ der Kampf mit meinem Körper
- ☐ das Streben nach Perfektion
- ☐ meinen Gedanken immer zu glauben
- ☐ schlechte Gewohnheiten
- ☐ toxische Beziehungen zu anderen Menschen
- ☐ den Drang, alles kontrollieren zu wollen
- ☐ die Angst vor der Zukunft
- ☐ alte Schuldgefühle
- ☐ Grübeln
- ☐ alles, was mich runterzieht

Hier kannst du ergänzen:

- ☐ ....
- ☐ ....
- ☐ ....
- ☐ ....
- ☐ ....

Woran erkenne ich, dass ich stark bin?

Male die Kreise an, die für dich passen!

Ich bin stark und werde die bevorstehende Herausforderung angehen/bevorstehende Aufgabe ausprobieren, weil …

… ich schlau bin

… ich mutig bin

… ich aus Fehlern lerne

… ich gute Helferinnen und Helfer habe

… ich mich nicht unterkriegen lasse

… ich genug geübt habe

… ich früher schon mal Erfolg hatte

… ich mich anstrengen werde

… ich meine Komfortzone auch mal verlasse

… ich nicht kneife, wenn es kniffelig wird

… ich gerne Neues ausprobiere

… mich jemand tröstet, wenn ich enttäuscht bin

… ich mir verzeihe, wenn es nicht sofort klappt

… nichts Schlimmes dabei passieren kann

… ich mir selbst vertraue

Aus der Komfortzone treten

Kennst du die verschiedenen Phasen von der Komfortzone zur Wachstumszone? Das Lernzonenmodell wurde von Luckner und Nadler (1997) entwickelt und beschreibt verschiedene Zustände, wie wir auf Situationen und Anforderungen reagieren.

- **Die Komfortzone:** In der Komfortzone fühlst du dich wohl und sicher. Alles ist vertraut und so, wie du es kennst.
- **Die Angstzone:** In dieser Zone fühlst du dich unsicher. Es kommen unbekannte Herausforderungen auf dich zu.
- **Die Lernzone:** Hier beginnst du, aktiv Probleme anzugehen und Hindernisse zu überwinden.
- **Die Wachstumszone:** Hier hast du bereits viele Fähigkeiten gesammelt, die du für die Verfolgung deiner Ziele einsetzen kannst. Du erreichst erste Ziele und kannst dir neue setzen.

Wie sieht meine Komfortzone aus?

....

Wie geht es mir mit Angstzonen? Wie reagiere ich darauf?

....

....

In welchen Bereichen meines Lebens war ich schon mal in der Lernzone? Wie war das?

....

....

Gibt es Lebensbereiche, bei denen ich mich in der Wachstumszone befinde? Was ist das für ein Gefühl?

....

....

In welchen Lebensbereichen würde ich gerne mehr aus meiner Komfortzone heraustreten?

....

....

Was brauche ich, um aus der Komfortzone herauszutreten?

....

....

Ich schütze mich, denn ich bin stark!

Mein Name: ……………………………………………………………………………………………

Mein Körper gehört mir!
Ich darf Nein sagen, wenn ich nicht möchte, dass mich jemand küsst oder umarmt. Wenn ich möchte, kann ich stattdessen winken oder einen Luftkuss schicken.

Es gibt Menschen, die mich beschützen!
Es gibt Erwachsene, denen ich vertraue und denen ich alles erzählen kann. Sie glauben mir. Wenn ich Sorgen habe oder mich etwas beschäftigt, kann ich ihnen davon erzählen.

Diese Menschen würden mich immer beschützen:

…………………………………………… ……………………………………………

…………………………………………… ……………………………………………

…………………………………………… ……………………………………………

Es gibt Körperteile, die privat sind!
Alle Körperteile, die unter meinem Badeanzug oder meiner Badehose sind, sind privat! Ich weiß, wie meine privaten Körperteile heißen. Niemand darf meine privaten Körperteile anfassen! Niemand darf mich fragen, ob ich seine oder ihre privaten Körperteile anfassen möchte. Falls das passiert, erzähle ich sofort einem Erwachsenen, dem ich vertraue, davon!

Daran merke ich, dass ich mich schützen muss!
Wenn ich mich mit jemandem unwohl fühle, merke ich das daran, dass mein Herz schnell schlägt, mein Bauch plötzlich weh tut, ich schwitze oder Angst bekomme. Ich kann laut und deutlich »Nein« oder »Ich mag das nicht!« sagen. Ich erzähle sofort einem Erwachsenen, dem ich vertraue, davon, um mich zu schützen!

Ich habe keine schlechten Geheimnisse!
Ich mag gute Geheimnisse und kann so viele davon haben, wie ich möchte. Wenn ein Geheimnis sich schlecht anfühlt oder mir Sorgen macht, darf ich davon erzählen, um mich zu schützen. Niemand darf mich dazu überreden oder zwingen, ein Geheimnis zu behalten, das ich nicht haben möchte!

AB 64 • K J

Mein Stärkenhaus

In dein Stärkenhaus kannst du alle Fähigkeiten und Stärken eintragen, die du aktuell sammeln möchtest. Das kann etwas sein, das du neu lernen möchtest, zum Beispiel: »Mich wehren, wenn ich geärgert werde«. Du kannst aber auch konkrete Situationen aufschreiben, die du meistern möchtest, zum Beispiel: »Nein sagen, wenn Lotta fragt, ob sie bei der Mathearbeit bei mir abschreiben kann«.

Sobald du eine Situation geschafft oder Fähigkeit gelernt hast, kannst du den entsprechenden Raum mit deiner Lieblingsfarbe anmalen. So merkst du: Du sammelst immer mehr Stärken!

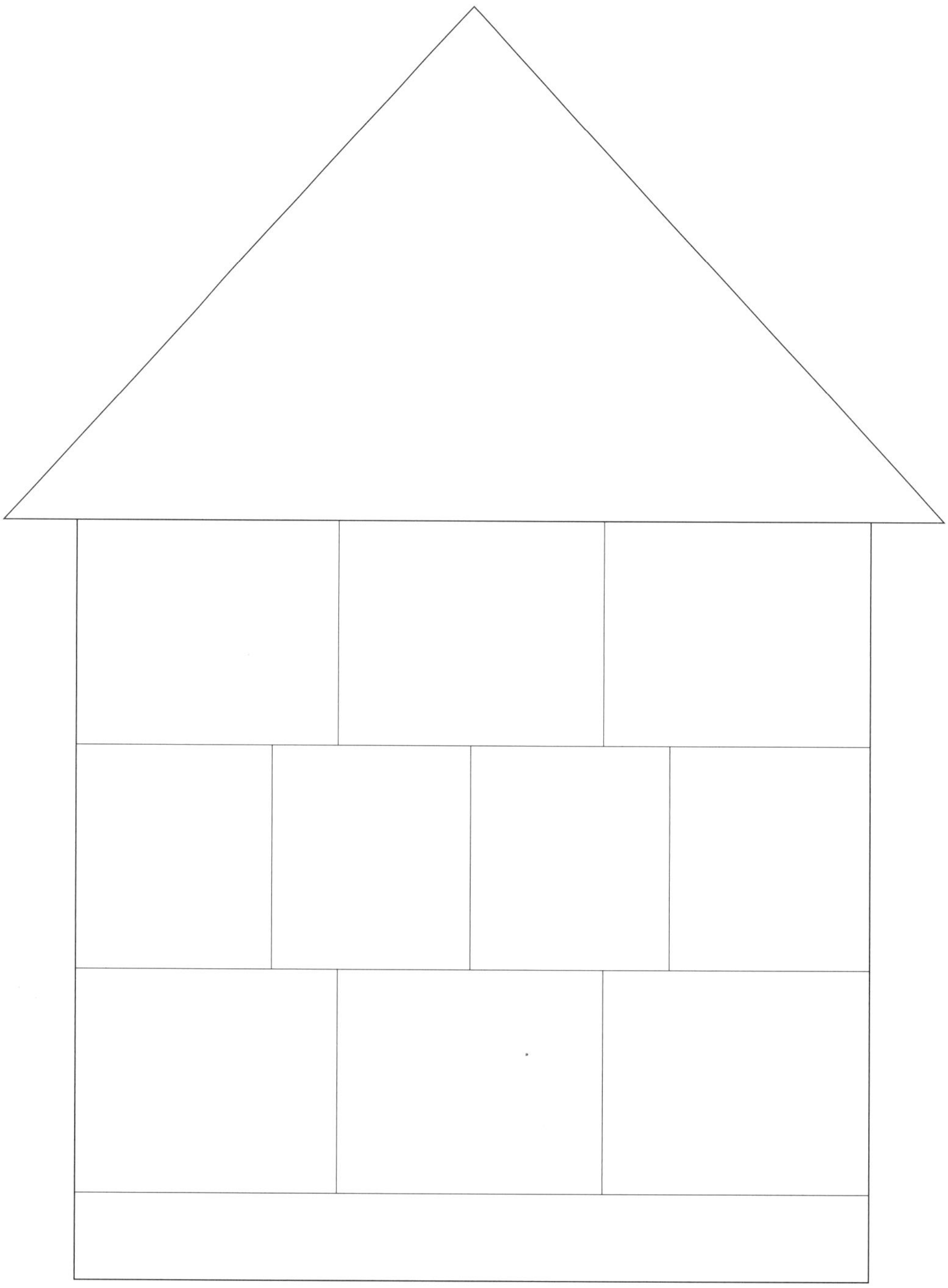

AB 65 • K J

Hilf mir, mich zu beruhigen

Jedes Kind beruhigt sich anders. Manche Kinder wollen in den Arm genommen werden. Manche Kinder brauchen eher einen Moment für sich. Wie ist es bei dir?

Damit deine Eltern oder andere wichtige Menschen wissen, was du in einem schwierigen Moment brauchst: Kreuze es bitte an! Wenn es bei unterschiedlichen Personen unterschiedlich ist, kannst du deine Kreuzchen mit verschiedenen Farben setzen und die Farben den Personen zuordnen.

Du kannst …	**Das hilft mir!**	**Das mag ich nicht!**	**Mal so, mal so …**
… mich in den Arm nehmen			
… mich erklären lassen, warum ich wütend oder traurig bin			
… in meiner Nähe bleiben			
… beruhigend auf mich einreden			
… mir erlauben, mich zurückzuziehen			
… mit mir kuscheln			
… nicht reden, nur zuhören			
… Wut-Experimente mit mir ausprobieren			
… mir eine Massage anbieten			
… mich ignorieren			
… fragen, wie es mir geht			
… fragen, was passiert ist			
… mir helfen, ein aktuelles Problem zu lösen			

Meine eigenen Ideen, was mir hilft mich zu beruhigen, wenn ich wütend oder traurig bin:

……………………………………………………………………………………………………

……………………………………………………………………………………………………

……………………………………………………………………………………………………

……………………………………………………………………………………………………

……………………………………………………………………………………………………

AB 66 • J

Das Leben vom Ende her betrachten

Stell dir vor, du kannst in die Zukunft reisen, sitzt jetzt mit 70 Jahren in deinem Wohnzimmer und denkst im Rückblick über dein Leben nach. Dabei suchst du vor allem nach schönen Erinnerungen und Momenten. Du überlegst, was du alles erreicht hast, und wie man sich an dich erinnern wird.

Mit welchen Worten sollten Menschen mich im Rückblick beschreiben?

....

....

....

Welche Stärke und/oder welches Talent möchte ich verbessert haben?

....

....

....

Worauf möchte ich stolz sein?

....

....

....

Was möchte ich unbedingt erlebt haben?

....

....

....

Welchen Traum möchte ich mir erfüllt haben?

....

....

....

AB 67 • J

Schritte in eine gute Richtung

Kreuze in der Farbe Grün an, was du schon kannst oder gelernt hast. Kreuze in der Farbe Gelb an, was du gerne noch lernen möchtest.

- ☐ über das, was mich beschäftigt, offener sprechen
- ☐ meine Symptome verstehen und einordnen können
- ☐ Gefühle spüren, auch wenn es anstrengend ist
- ☐ Grenzen setzen und einhalten können
- ☐ Hilfe annehmen
- ☐ alte Muster durchbrechen
- ☐ mir selbst vergeben
- ☐ meine Bedürfnisse an erste Stelle setzen
- ☐ meinen Wert anerkennen
- ☐ meinen Körper annehmen
- ☐ mit Kritik umgehen können
- ☐ Konfliktsituationen aushalten
- ☐ Zukunftspläne machen und mich darauf freuen
- ☐ ein guter Freund / eine gute Freundin sein
- ☐ einen gesunden Umgang mit Fehlern entwickeln
- ☐ in schwierigen Situationen wissen, was mir guttut
- ☐ mich ausreichend bewegen
- ☐ genug schlafen

Stärken-Urkunde

Stärken
URKUNDE

Du hast es geschafft!

Du hast folgende Stärken gesammelt:

-
-
-
-
-

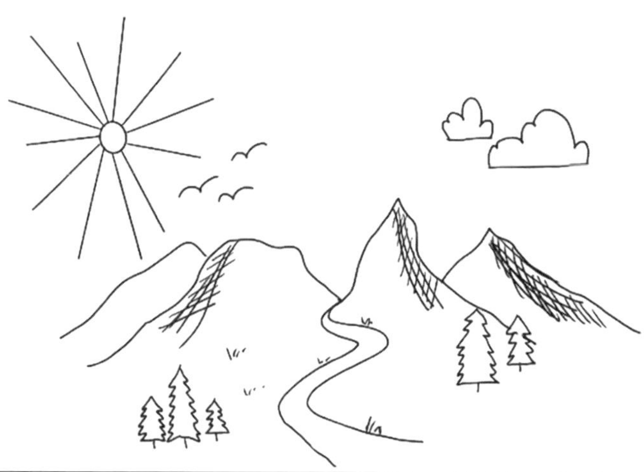

Kinder in einem gruppentherapeutischen Setting stärken

Spiele zum Thema Stärken

- **Der Stärkenball**
  Die Kinder stehen im Kreis. Ein Kind wirft einen Ball zu einem Kind seiner Wahl und nennt den Namen des Kindes sowie eine Sache, die das Kind besonders gut kann oder die es an dem Kind besonders mag.

- **Stärken-Schneeballschlacht**
  Jedes Kind schreibt auf ein Stück Papier drei Stärken auf, die es bei sich sieht. Die Papierblätter werden zusammengeknüllt und für eine festgelegte Zeit dürfen die Kinder sich damit bewerfen und eine Schneeballschlacht starten. Nach einem festgelegten Stopp-Signal darf sich jedes Kind einen Schneeball nehmen, die aufgeschriebenen Worte oder Sätze lesen und überlegen, welches Kind wohl zu dem Schneeball gehört.

- **Warme Dusche**
  Die Kinder sitzen im Kreis. Ein Kind darf in die Mitte sitzen und erhält die »warme Dusche«: Jedes Kind aus dem äußeren Kreis darf dem Kind eine positive Rückmeldung geben, einen Wunsch für das Kind äußern oder eine Sache sagen, die es an dem Kind besonders toll findet.

- **Rücken stärken**
  Auf den Rücken der Kinder wird ein Blatt Papier geklebt und sie werden mit Stiften ausgestattet. Nun dürfen die Kinder im Raum umhergehen und sich gegenseitig gute Wünsche oder Stärken auf den Rücken schreiben.

- **Stärken-Pantomime**
  Die Kinder stehen im Kreis. Ein Kind darf pantomimisch darstellen, was es besonders gut kann. Die anderen Kinder sollen raten, was die Stärke des Kindes ist.

Spiele aus der beziehungsorientierten Bewegungspädagogik (vgl. Welsche, 2018):

- **Flugzeugspiel**
  Alle Kinder laufen als Flugzeuge durch den Raum. Sie dürfen nicht zusammenstoßen. Wenn ein Flugzeug getankt werden muss, legt das Kind sich auf den Boden. Jetzt können andere Kinder kommen und auftanken. Hat das Flugzeug jedoch einen Schaden und muss repariert werden, so tun sich mehrere Reparaturflugzeuge zusammen und heben das Kind an Füßen und Handgelenken hoch, um das Flugzeug zur Werkstatt zu transportieren (z. B. auf eine blaue Matte).

- **Stopp-Signal-Spiel**
  Ein Kind steht mit dem Rücken zu den anderen Kindern. Sobald ein (von dem/der Therapeut:in ausgewähltes anderes Kind) »Hey« ruft, soll das Kind sich so schnell wie möglich umdrehen, die Stopp-Geste machen und laut »Stopp« rufen.

- **Löwenshow in Afrika**
  Ein Kind darf als Löwe in der Mitte in einen Reifen oder einen »Käfig« aus Seilen. Die anderen Kinder kommen als Tourist:innen nach Afrika. Sie machen Fotos und bewundern den Löwen. Sie sollen beobachten: Wie verhält und fühlt sich der Löwe? Was gefällt ihm, was nicht? Vielleicht dürfen sie den Löwen streicheln? Vielleicht können sie ihm etwas zu essen geben?

Kinder in einem gruppentherapeutischen Setting stärken

▶ **Fest wie ein Stein**
Das Spiel wird paarweise gespielt: Ein:e Partner:in sitzt in stabiler Position mit angewinkelten Beinen, aufgestellten Füßen, die Hände mit gespreizten Fingern abgelegt als Stein auf dem Boden. Der/Die andere Partner:in versucht durch leichtes Drücken und Schieben die Stabilität des Steins zu testen, ohne ihn umzuwerfen. Dabei drückt er an den Knien, von vorn an den Schultern und zieht von hinten an den Schultern. Wichtig ist die direkte Raumrichtung einzuhalten und einen klaren Kraftimpuls zu geben.

▶ **Rücken an Rücken**
Die Partner:innen sitzen Rücken an Rücken auf dem Boden. Einer schiebt den/die andere:n. Der/Die Geschobene hebt die Füße leicht an und lässt sich über das Gesäß rutschen. Es kann auf Geschwindigkeit gespielt werden. Dabei lenkt der/die Partner:in, der/die geschoben wird.

▶ **Gefängnisausbruch**
Vor dem Spiel die Stopp-Regel besprechen. Die Gruppe sitzt im Kreis auf dem Boden und harkt Arme und Beine so zusammen, dass es möglichst keine Lücken in der Mauer gibt. Ein oder mehrere Kinder können versuchen, aus dem Gefängnis auszubrechen. Dabei dürfen sie sich durch die Mauer quetschen, aber nicht darübersteigen. Die Mauersteine dürfen sich nicht mehr bewegen, wenn sie einmal gesetzt sind.

▶ **Schwertransport**
Einige Kinder sind Brücken, andere Lastwagen auf dem Weg zur Baustelle. Die Lastwagen fahren unter den Brücken durch, zwischendurch bricht eine Brücke ein und legt sich auf den Lastwagen, der die Brückenteile dann als Schwertransporter transportiert, beliebig weit, entweder rutscht die Brücke langsam vom Rücken runter, wenn sie nicht mehr transportiert werden will, oder der Transporter hält an, neigt sich zu Boden und lädt die Brückenteile ab.

4 Kinder auf Spielebene stärken: spieltherapeutische Interventionen

Kinder erkunden spielerisch die Welt. Aus der Entwicklungspsychologie wissen wir, wie essenziell wichtig das kindliche Spiel für eine gesunde Entwicklung ist, und wie viele bedeutende Funktionen es hat. In der sicheren Atmosphäre des Spiels verarbeiten Kinder Eindrücke aus ihrem Alltag, bearbeiten Konflikte und Gefühle oder entwickeln Fähigkeiten weiter. Das Spielen von Kindern ist eine Art Probehandeln. Die Erfahrungen, die es im Spiel macht, sind für ein Kind im Moment des Spiels genauso intensiv, real und wertvoll wie die Erfahrungen, die es im Kindergarten, der Schule oder auf dem Spielplatz macht. Außerdem fällt es vielen – auch bereits älteren – Kindern deutlich leichter, Gefühle oder schwierige Themen zunächst im Spiel auszudrücken, als diese direkt auszusprechen.

Ein weiterer wichtiger Aspekt ist der Spaß, den das gemeinsame Spiel oft mit sich bringt: Wird in der Therapie regelmäßig gespielt, kommen die meisten Kinder gerne und können sich außerdem besser darauf einlassen, zwischen den Spielsequenzen über aktuelle Themen zu sprechen.

In der Kindertherapie bietet das Spiel folglich ein großes Potenzial, Kinder zu stärken – in ihren Fähigkeiten, ihrem Selbstbewusstsein und Selbstwert, in ihren Ressourcen und in ihren Bewältigungsstrategien und Emotionsregulationsfähigkeiten.

Warum spielen Kinder?

- Spiel als Explorationsverhalten und Form des kindlichen Lernens.
- Spiel als Sprache: Innere Konflikt und emotionale Prozesse werden auf Spielebene inszeniert und ausgedrückt.
- Selbstheilungskräfte und Ressourcen können aktiviert werden.
- Lösungen können entwickelt und auf Spielebene ausprobiert werden.
- Spielen, um sich in neuen Rollen oder mit anderen Fähigkeiten ausprobieren.
- Kognitive Fähigkeiten werden geübt und weiterentwickelt.
- Fantasie und Kreativität können entwickelt und ausgelebt werden.
- Das Spiel hat spannungsregulierende Eigenschaften.

Ziele der Spieltherapie können sein:

- Thematisierung eines Konfliktes, für den die Worte fehlen
- Verhaltensänderung, Abbau dysfunktionalen Verhaltens, Abbau von Ängsten
- Integration unverarbeiteter Erfahrungen
- Stärkung des Selbstwertgefühls/Selbstbewusstseins
- Korrigierende Beziehungserfahrungen erleben
- Selbstinstruktionen einüben
- Emotionsregulationsstrategien erlernen
- Sozialkompetenzen aufbauen
- Auseinandersetzung mit inneren Anteilen
- Entwicklung von Gefühlen der Selbstwirksamkeit und Kontrollüberzeugungen
- Unterstützung bei Problembewältigung und bei der Bewältigung von anstehenden Entwicklungsaufgaben

Der personenzentrierte Ansatz

Die non-direktive Spieltherapie entwickelte sich aus dem personenzentrierten Ansatz nach Carl Rogers. Rogers (1986) geht davon aus, dass Kinder eine angebotene Aktualisierungstendenz haben: das Bedürfnis, sich weiterzuentwickeln und die Persönlichkeit zu entfalten. Rogers definiert drei Grundhaltungen, die eine gute Beziehung fördern und bei den Kindern einen inneren Wachstumsprozess anstoßen können:

(1) **Echtheit:** Der/Die Therapeut:in begegnet dem Kind authentisch und verstellt sich nicht. Je eher er/sie dies schafft, desto wahrscheinlicher, dass das Kind sich konstruktiv verändern kann und innerlich wächst.

(2) **Unbedingte Wertschätzung:** Die Beziehung zwischen Kind und Therapeut:in ist an keine Bedingungen gebunden. Das Verhalten des Kindes wird nicht bewertet. Alle Äußerungen werden akzeptiert.

(3) **Empathisches Verstehen:** Der/Die Therapeut:in fühlt sich passend in die Erlebenswelt des Kindes ein.

Es gilt in der personenzentrierten Therapie außerdem das *Prinzip der komplementären Beziehungsgestaltung*: Aktive Bedürfnisse, die das Kind in die Therapie mitbringt, sollen aktiv beantwortet werden. Das gilt für physische Bedürfnisse (etwas trinken lassen; fragen, ob das Kind auf Toilette muss) genauso wie für emotionale Bedürfnisse.

Das Maß an Übereinstimmung zwischen den eigenen Bedürfnissen und Gefühlen sowie dem – aus den gemachten Erfahrungen entstandenen – Selbstbild nennt Rogers Kongruenz. Nach dieser Idee äußert sich Inkongruenz in innerer Anspannung oder in Verhaltensauffälligkeiten. In der Spieltherapie drückt das Kind – entsprechend seines kognitiven Entwicklungsstandes – aktuell erlebte Inkongruenz symbolisch auf Spielebene aus.

In der non-direktiven Spieltherapie wird dem Kind die Freiheit gelassen, sein Thema sowie das Spielmaterial frei zu wählen. Das Kind wagt sich vor und beschäftigt sich auf symbolischer Ebene mit seinen inneren Themen. Der/Die Therapeut:in nimmt die Rolle eines unterstützenden Begleiters an. Dabei ist wichtig, präsent und aufmerksam zu sein. Eine Schülerin von Rogers, Virginia Axline, formulierte folgende acht Grundprinzipien der non-direktiven Spieltherapie (Axline, 2016):

- Prinzip der vollständigen Annahme: Therapeut:in nimmt Kind an, wie es ist
- Herstellung eines Klimas des Gewähren-Lassens: Kind fühlt sich frei, all seine Gefühle uneingeschränkt auszudrücken
- Prinzip der Achtung vor dem Kind: Therapeut:in achtet die Fähigkeit des Kindes, mit seinen Schwierigkeiten fertig zu werden, wenn man ihm die Gelegenheit dazu gibt
- Prinzip der Wegweisung durch das Kind: Therapeut:in versucht nicht, Handlungen oder Gespräche des Kindes zu beeinflussen
- Prinzip der Nicht-Beschleunigung: Therapeut:in versucht nicht, den Gang der Therapie zu beschleunigen
- Prinzip der Gestaltung der Beziehung: eine warme, freundlichen Beziehung zum Kind aufnehmen
- Prinzip des Erkennens und Reflektierens von Gefühlen
- Prinzip des Begrenzens: Therapeut:in setzt nur Grenzen, wo diese notwendig sind, um die Therapie in der Welt der Wirklichkeit zu verankern.

Korrigierende Beziehungserfahrungen und Nachbeelterung

In der Therapie können wir dem Kind einen sicheren Hafen und korrigierende Beziehungserfahrungen anbieten. Indem der/die Therapeut:in auf Spielebene, aber auch auf realer Interaktionsebene, für die adäquate Beantwortung von Bedürfnissen sorgt, kann er/sie – bei Kindern, die dies nicht oder nur unzureichend erlebt haben – zu einem neuen Modell werden.

Bei der *Nachbeelterung* werden die Kinder oder deren Spielfiguren auf Spielebene versorgt. Wichtige Erfahrungen, die die Kinder in den ersten Lebensmonaten oder -jahren vielleicht verpasst haben, können auf diese Weise nachgeholt werden.

Beispiel

Die dreijährige Lara ist seit 8 Monaten bei einer Pflegefamilie untergebracht, da sie von ihren Eltern stark vernachlässigt wurde. Sie zeigt viele Ängste (vor Wasser, dem Kinderarztbesuch, vor neuen Situationen, vor anderen Kindern) und eine deutliche Bindungsstörung. In der Spieltherapie versorgen die Therapeutin und Lara über viele Stunden lang die Babypuppen. In den ersten Stunden beobachtete Lara die Therapeutin mit großen Augen, wenn sie die Puppen fürsorglich in den Armen wiegt, mit fürsorglicher Stimme zu ihnen spricht oder sie vorsichtig badet. Schnell zeigt Lara Impulse, selbst die Puppen zu versorgen und imitiert dabei das Verhalten der Therapeutin. Die Puppen werden, wenn Lara in die Spieltherapie kommt, zunächst liebevoll aufgeweckt, dann gebadet (im Waschbecken mit echtem Wasser), gewickelt, umgezogen und gefüttert. Am Ende der Stunde wird es für Lara schnell ein wichtiges Ritual, sich von den Puppen zu verabschieden und ihnen zu versichern, dass sie bald wiederkommt. Einige Sätze, die die Therapeutin immer wieder angewandt hat, beginnt Lara vor sich hinzumurmeln oder den Puppen zuzuflüstern. In den Realsituationen fällt es ihr nun viel leichter, sich selbst auf eine fürsorgliche Versorgung einzulassen. Auch beginnt sie, ihre Ängste vor Wasser abzubauen und neuen Situationen zuversichtlicher zu begegnen. Dabei nutzt sie wie selbstverständlich Sätze, die sie aus den Spielsituationen kennt. Lara beginnt ein neues Modell von Elternfiguren zu entwickeln. Einige Male fragt sie, ob sie das Baby sein darf, und lässt sich im Spiel von der Therapeutin versorgen. Sie genießt diese Form der Nachbeelterung sichtlich.

In den Materialien dieses Kapitels geht es um die Möglichkeiten spieltherapeutischer Interventionen in der Therapie mit Kindern. Der Ablauf einer spieltherapeutischen Sequenz sowie mögliche spieltherapeutische Interventionen werden vorgestellt.

Arbeits- und Informationsmaterial

INFO 7 Ablauf einer spieltherapeutischen Sequenz
Auf diesem Informationsblatt werden die Regeln und der Ablauf einer spieltherapeutischen Sequenz erklärt, wie die Unterscheidung von Spieleben und Realebene, das So-tun-als-ob-Prinzip, das Einholen von Regieanweisungen des Kindes und der Abschluss der spieltherapeutischen Sequenz. Außerdem werden Möglichkeiten vorgestellt, das Spielgeschehen gemeinsam zu reflektieren.

INFO 8 Therapeutische Interventionen während des Spiels
Auf diesem Informationsblatt wird ein Überblick über die wichtigsten spieltherapeutischen Interventionen gegeben, wie beispielsweise das Verbalisieren (emotionaler Erlebnisinhalte), das Anbieten von Hypothesen und Vorschlägen, das Aufzeigen von Alternativverhalten und das Anbieten von Helferfiguren. Es enthält zudem Merksätze und Fallbeispiele.

INFO 9 Angstlust therapeutisch nutzen
Auf diesem Informationsblatt wird der Ablauf eines Angstlust-Spiels beschrieben und erklärt, wie diese zur Angstreduktion eingesetzt werden können. Ein Fallbeispiel ist außerdem aufgeführt.

AB 69 Schutzräume bauen
Auf diesem Arbeitsblatt wird erklärt, wie man Kindern das Bauen von Schutzräumen anbieten kann. Ziel ist der Aufbau oder die Verstärkung eines Sicherheitsgefühls. Ist die Höhle sicher genug und das

Kind macht es sich darin gemütlich, können beruhigende, stärkende Sätze angeboten werden, die man wie nebenbei in das Spielgeschehen einfließen lassen kann. Beispiele zeigen die praktische Umsetzung.

INFO 10 Spielkämpfe gestalten
Auf diesem Arbeitsblatt wird beschrieben, wie Spielkämpfe in spieltherapeutischen Sequenzen eingesetzt werden können. Gerade bei Kindern, die bereits Grenzverletzungen erlebt haben, können Spielkämpfe, bei denen eigene Grenzen gewahrt werden, einen wichtigen Lerneffekt haben. Wichtig ist, dem Kind die Regeln eines Spielkampfes klar zu kommunizieren, um Orientierung anzubieten.

INFO 11 Stärkender Umgang mit traumatischem Spiel
Traumatisches Spiel ist durch eine starke Affektunterdrückung und ständige Wiederholung geprägt. Dabei gibt es keine narrative Struktur, keine Höhepunkte und vor allem kein natürliches Ende. Das Kind zeigt dabei entweder zunehmende Unruhe und Angst oder es wirkt abwesend. Auf diesem Informationsblatt wird beschrieben, wie Therapeut:innen traumatisches Spiel erkennen und wie sie stärkend damit umgehen können.

Ablauf einer spieltherapeutischen Sequenz

Eine spieltherapeutische Sequenz folgt klaren Regeln, die der/die Therapeut:in dem Kind als Orientierung vorgibt. Die Rahmenbedingungen werden zunächst gemeinsam besprochen. Idealerweise findet die spieltherapeutische Sequenz in einem Spielzimmer mit Puppenhaus, Kaufladen, Arztkoffer, Materialien zum Höhle bauen, Verkleidungskiste, Handpuppen, Hartgummi-Tieren, Spiegel, Ritterburg, Spielfiguren und anderen Spielmaterialien statt.

Es gibt mehrere Möglichkeiten, eine spieltherapeutische Sequenz zu gestalten. Bei der non-direktiven Spieltherapie wird dem Kind das Spielmaterial zur Verfügung gestellt und es kann sein Spielthema frei wählen. Der/Die Therapeut:in begleitet das Kind in dem (meist sowieso vorhandenen) Impuls, aktuelle Themen zu bearbeiten.

Ein anderer Weg wäre, ein Thema vorzugeben oder eine Szene anzuspielen, und das Kind dann weiterspielen zu lassen. Man kann das Kind außerdem bitten, eine Szene aus dem Alltag nachzuspielen.

- Anleitung einer freien spieltherapeutischen Sequenz:
  »Heute darfst du entscheiden, was wir spielen. Hier siehst du viele Spielmaterialien. Du darfst benutzen, was du für dein Spiel brauchst. Im Spiel ist alles erlaubt. Wichtig ist aber, dass du in echt aufpasst, dass keine Dinge kaputt gehen und du dir selbst und mir nicht wehtust.«
- Anleitung einer strukturierten spieltherapeutischen Sequenz:
  »Sieh mal, was ich hier für dich aufgebaut habe. [Beschreiben der Szene] Jetzt darfst du damit spielen. Welche Rolle möchtest du übernehmen? Wen oder was soll ich spielen?«

Unterscheidung von Spieleben und Realebene und So-tun-als-ob-Prinzip

Eine wichtige Aufgabe der Therapeutin bzw. des Therapeuten ist es, für das Kind die Unterscheidung von Spiel- und Realebene immer zu signalisieren. Dies kann durch das Sprechen in verschiedenen Stimmlagen geschehen oder indem man beispielsweise entweder auf die Spielfiguren und die Szene schaut (Spielebene) oder den Blickkontakt des Kindes direkt sucht (Realebene). Damit alle Impulse des Kindes Raum haben dürfen (auch Wut, Ärger, Aggression) kann man sich des So-tun-als-ob-Prinzips bedienen und dies sprachlich ausdrücken: »Der würde den jetzt verprügeln. Oh, der würde schreien: Auaaaa!«. Auf diese Weise kann das Kind direkt und klar gestoppt werden, sollte es zu einer Grenzüberschreitung auf Realebene kommen: »Stopp. Ich möchte nicht, dass du mir in echt weh tust. Wir können aber spielen, dass der König jetzt ein Schwert abbekommen hat und verarztet werden muss.«

Regieanweisungen einholen

Um den Spielverlauf nicht willentlich oder unbewusst zu beeinflussen, ist es wichtig, sich genaue Regieanweisungen vom Kind einzuholen.

- Was würde der König jetzt sagen?
- Was möchte die Prinzessin jetzt machen?
- Wie reagiert der Wolf darauf?
- Würde er jetzt nochmal versuchen, sich ein Stück Kuchen zu stibitzen?
- Hätte der den Jungen jetzt gesehen oder würde er weiterschlafen?

Ablauf einer spieltherapeutischen Sequenz

Abschluss einer spieltherapeutischen Sequenz
Damit das Kind nicht abrupt aus dem Spielgeschehen gerissen wird, wird das Ende rechtzeitig angekündigt: »Wir haben jetzt noch 5 Minuten Zeit, bevor wir aufräumen müssen. Gibt es etwas in deinem Spiel, das noch unbedingt passieren soll? Wie könnte die Geschichte enden?«

Es sollte immer darauf geachtet werden, dass eine spieltherapeutische Sequenz positiv endet und das Kind gestärkt daraus hervorgeht. Oftmals etablieren sich gemeinsame Abschlussrituale. Beispielsweise kann das Kind sich von den Spielfiguren verabschieden.

Reflexion des Spielgeschehens
Oftmals thematisieren Kinder bereits in der ersten spieltherapeutischen Sequenz ihre aktuellen Themen sowie innere Konflikte. Gerade bei jüngeren Kindern ist es sinnvoll, die spieltherapeutische Sequenz für sich stehen und wirken zu lassen. Bei älteren Kindern kann man das Kind danach auf Realebene zu dem gemeinsamen Spiel befragen und es einladen, darüber zu reflektieren. Wenn das Kind darauf einsteigt, kann das Spiel hier ein Türöffner zur emotionalen Welt des Kindes sein. Wenn das Kind nicht einsteigt, kann dies daraufhin deuten, dass es noch nicht bereit ist, über das bespielte Thema zu sprechen, oder dass es noch mehr Vertrauen auf Beziehungsebene braucht.

Beispiel • Formulierungshilfen für eine mögliche Reflexion über das Spielgeschehen

- In der Geschichte gab es einen ängstlichen Drachen, der mit der Zeit immer mutiger wurde. Wünschst du dir auch manchmal, ein bisschen mutiger zu sein?
- Das war ein schlauer Einfall von dem König, sich bei seinem Problem Hilfe zu holen. Wäre das für dich auch eine Idee, um mit deinen Problemen umzugehen?
- Kennst du es von dir auch, dass du manchmal so wütend wirst, dass du am liebsten alles zerstören würdest?
- Wäre es für dich auch wichtig, wie die Schnecke in der Geschichte einen sicheren Ort zu haben, an den du dich jederzeit zurückziehen kannst?
- Hast du so etwas auch schon einmal erlebt?
- Kennst du diese Gefühle von dir? Wann ging es dir schon einmal so wie der Prinzessin in der Geschichte?
- Erinnert dich das Spiel an etwas, was du aus deinem eigenen Leben kennst?

Therapeutische Interventionen während des Spiels

In der Spieltherapie gibt es ein Repertoire an Interventionsmöglichkeiten, um den Kindern auf Spielebene den Rücken zu stärken, ihnen Hypothesen oder Lösungsideen vorzuschlagen oder ihnen die eigenen Gefühle zu spiegeln, damit diese besser integriert werden können (vgl. Simon & Weiß, 2008). Diese werden im Folgenden überblicksartig aufgeführt.

Verbalisieren (emotionaler Erlebnisinhalte)
Das Verbalisieren ist zentral in der Spieltherapie. Es bedeutet zunächst, Handlungen des Kindes, die aufgestellte Szene oder das Spielgeschehen ohne Wertung zu beschreiben. Dadurch merkt das Kind, dass wir ihm die volle Aufmerksamkeit schenken. Außerdem können wir zusätzlich emotionale Vorgänge und Gefühle des Kindes oder von Spielfiguren benennen. Dadurch unterstützen wir das Kind darin, sich selbst und das Spielgeschehen besser zu verstehen.

- Das Kind jammert. Es fühlt sich allein in der Dunkelheit und möchte gerne raus. Vielleicht hat es auch Angst?
- Der Polizist ist richtig wütend, dass das Krokodil sein Essen geklaut hat. Schau mal, wie der stampft. Der ärgert sich.
- Du freust dich, dass die Hexe die Prinzessin nicht gefangen hat.
- Es macht dich wütend, wenn jemand gemein ist.

> **Wichtig**
>
> Kinder reagieren oftmals wenig auf das Verbalisieren ihrer Emotionen. Das bedeutet aber nicht, dass sie es nicht hören. Wenn es hilfreich ist, verinnerlichen Kinder die Worte und Beschreibungen. Manchmal kommen sie im Laufe der Stunde darauf zurück oder man bemerkt es daran, dass sie auf Fragen nach ihren Gefühlen genauer antworten.

Strukturieren und Nachfragen
Um das Kind darin zu unterstützen, seinen inneren Konflikt oder das Spielthema sowie alle damit verbundenen Gefühle, Erfahrungen und Kognitionen zu sortieren, kann der/die Therapeut:in das Kind zu seinen Spielfiguren und der aufgestellten Szene befragen.

- Soll das ein kleines oder ein großes Pferd sein?
- Wäre das ein schüchternes, vorsichtiges Kätzchen oder wäre es eher wild?
- Sagt der Polizist das mit strenger Stimme oder eher in nettem Tonfall?

Spiegeln
Der/Die Therapeut:in kann dem Kind aktuelle Handlungen spiegeln. Dadurch wird dem Kind signalisiert, dass sein Verhalten okay ist und es den nächsten Schritt machen kann.

- Du weißt gerade nicht, wie du weiterspielen magst.
- Du schaust dich im Zimmer um. Ist dieses Spiel fertig? Du kannst dir etwas anderes aussuchen.

Helferfiguren anbieten
Wenn es im Spiel für eine Figur gefährlich wird und das Kind selbst keinen Impuls zeigt, daran etwas zu ändern, kann der/die Therapeut:in aktiv eine Helferfigur anbieten.

- Oje, die Arme ist jetzt ganz allein damit. Ich glaube, die bräuchte dringend Hilfe. Können wir jemanden aussuchen, der ihr helfen kann?

Therapeutische Interventionen während des Spiels

- Könnte der vielleicht die Polizei anrufen?
- Das kleine Fohlen tut mir jetzt richtig leid. Allein kann es sich nicht befreien. Denkst du, wir könnten ein anderes Tier aussuchen, das das Fohlen retten kann?

Ein Hilfs-Ich anbieten

Ein Hilfs-Ich anzubieten bedeutet, einen funktionalen Umgang mit einer Situation vorzumachen, den das Kind sich abschauen kann. So könnte der/die Therapeutin beispielsweise bei einem Kind mit Perfektionsanspruch die eigene Figur absichtlich Fehler machen lassen und dies dann kommentieren.

- Schade, das hat nicht geklappt. Na ja, jeder macht mal Fehler. Wenn ich mich anstrenge, wird es nächstes Mal besser. Man kann nicht direkt alles perfekt machen.
- Ich hätte jetzt die Idee, das mal so auszuprobieren.
- So hat es nicht geklappt. Ich überlege mal, was mir noch einfällt.

Positive Selbstinstruktionen etablieren und stärken

Um Selbstinstruktionen zu stärken, kann es hilfreich sein, eine der Spielfiguren ein stärkendes Selbstgespräch führen zu lassen.

- Der kleine Drache sagt: Feuer spucken ist gar nicht so leicht. Aber wenn ich übe, schaffe ich es bestimmt bald schon viel besser!
- Das Mädchen sagt: Ich sag dem jetzt meine Meinung! Das reicht mir jetzt! So kann der nicht mit mir umgehen!

Alternativverhalten aufzeigen

Eine schöne Möglichkeit ist, eine Figur zu spielen, die ein ähnliches Thema wie das Kind hat oder ähnliches Verhalten zeigt. Kinder finden es meist spannend, wenn sie sich in einer Figur erkennen und beobachten dann mit großem Interesse, wie diese an Probleme herangeht.

Beispiel

Der fünfjährige Jan nässt regelmäßig im Kindergarten ein. Vor Scham läuft er dann davon oder versteckt sich unter dem Tisch. Die Spieltherapeutin stellt eine Kindergartenszene auf und beginnt während des Spiels als Kind zu jammern: »Oje, jetzt habe ich in die Hose gemacht. Da ist ja schon eine riesige Pfütze auf den Boden. Die anderen Kinder schauen schon. Da schäme ich mich aber! Am liebsten wäre ich jetzt unsichtbar! Ich laufe lieber mal weg. Ich verstecke mich mal.« Jan kichert. Die Therapeutin wiederholt das Geschehen einige Male. Dann verändert sie den Ablauf und lässt die Figur nachdenken: »Eigentlich hab ich noch eine andere Idee! Wenn ich das Pipi schnell wegmache, kann ich danach weiterspielen und muss mich nicht ewig verstecken. Ich sag kurz Bescheid.« Das Kind läuft zu einer Erzieherinnen-Spielfigur. Diese hilft dem Kind und gemeinsam machen sie den Boden sauber. Die Erzieherin sagt: »Danke fürs Bescheid sagen! Jetzt kannst du weiterspielen gehen, deine Freunde warten schon auf dich!«

Hypothesen und Vorschläge anbieten

Dem Kind können Hypothesen und Vorschläge angeboten werden. Es kann selbst entscheiden, was es davon annehmen möchte und was nicht.

Therapeutische Interventionen während des Spiels

Formulierungshilfen für mögliche Hypothesen und Vorschläge während einer Spielsequenz

- Ich kann mir vorstellen, dass der jetzt ganz schön Angst hat, so allein.
- Vielleicht möchte die Königin, dass jemand an die Tür klopft?
- Es wäre möglich, dass der Ritter so etwas schon einmal erlebt hat.
- Hat der sich gerade erschrocken?
- Wollte der eigentlich lieber, dass die Mutter anders reagiert?
- Soll der davonrennen oder sich verstecken?
- Vielleicht wünscht er sich einen Freund.

Ein Spiel zur Psychoedukation nutzen

Wenn es passt, kann eine Spielfigur einer anderen Spielfigur etwas Wichtiges erklären. Wenn es das Thema des Kindes trifft, wird es die Informationen einbettet in ein selbst-inszeniertes Spiel gut erfassen können und konzentriert zuhören.

Beispiel

Die siebenjährige Clara hat grenzüberschreitendes Verhalten erlebt. In der Spieltherapie sucht sie sich die Prinzessin aus (Handpuppe). Diese wird von einem geflügelten Pferd (Gummi-Tier) besucht und möchte mit ihm davonreiten. Gerade als sie auf das geflügelte Pferd klettern möchte, verwandelt sich dieses in ein Krokodil (Handpuppe), das die Prinzessin fressen möchte. Die Prinzessin sagt »Stopp«, aber das Krokodil hält die Prinzessin fest. Die Therapeutin holt eine Helferfigur: den Polizisten. Der Polizist rettet die Prinzessin und bringt sie in Sicherheit. Dann beginnt er mit dem Krokodil zu schimpfen: »Wenn die Prinzessin Nein sagt, musst du aufhören! Es ist nicht okay, die Prinzessin dann festzuhalten. Jeder darf über seinen Körper selbst bestimmen!«

Bedeutung des Problemverhaltens durch ein Spiel verändern

Der Therapeut kann das Verhalten einer Spielfigur aktiv reframen und dem Kind damit neue Perspektiven anbieten und vormachen, wie man die Bedeutungen verändern kann.

Beispiel

Der achtjährige Max fällt mit seinem motorisch unruhigen Verhalten auf. In der Therapie spielt er einen Tiger und rennt fauchend durch das Zimmer. Die Therapeutin beginnt das Verhalten des Tigers positiv zu beschreiben: »Wow! Ich staune, wie viel Energie der Tiger hat! Der rennt immer noch.« (Max kichert und freut sich zunehmend über die Kommentare) »Und wie schnell der ist! Ich wäre an seiner Stelle schon längst aus der Puste!«

Angstlust therapeutisch nutzen

Definition • Was ist Angstlust?

Als Angstlust bezeichnet man die Lust an der Angst, die Freude an angstbesetzten, risikoreichen Situationen oder das gute Gefühl der Auflösung von Angst – dieser Zwischenraum von Angst und Spaß lässt sich therapeutisch wunderbar nutzen.

Wenn Kinder eine angstbesetzte Situation im Spiel inszenieren, kann Humor eine wunderbare Art sein, zunächst Distanz zum Geschehen herzustellen und dann damit umzugehen. Forschungen haben gezeigt, dass gemeinsames Lachen innere Anspannung, Angst und Wut verringern kann (Solter, 2015). Aus einer neu gewonnenen Leichtigkeit heraus können – gemeinsam mit dem Kind – neue Perspektiven auf die Situation sowie neue Handlungsalternativen und Bewältigungsmechanismen entwickelt werden. Ein mögliches Vorgehen wird an einem Beispiel erklärt, lässt sich jedoch auf viele andere angstbesetzte Situationen übertragen.

Beispiel

Die vierjährige Nora hat eine starke Angst vor dem Arztbesuch und Spritzen entwickelt. Da sie jedes Mal laut schreit und sich körperlich wehrt, wenn sie eine Impfung bekommen soll, wurde sie mehrmals von den Arzthelferinnen dabei festgehalten. Nora hat sich in dieser Situation als ohnmächtig und hilflos erlebt. In der Therapie beginnt Nora zögerlich und sichtbar angespannt ihre Ängste in einem Spiel mit einer Babypuppe und dem Arztkoffer auszudrücken. Die Therapeutin spielt die Puppe und lässt diese laut jammern, weinen und schreien, sobald Nora ihr mit einer Spritze näherkommt. Die Therapeutin ruft in der Rolle der Puppe: »Nein, ich will nicht«, und lässt die Puppe sich verstecken oder wegrennen. Nora reagiert darauf amüsiert und beginnt – sichtbar emotional involviert und zunehmend lachend und prustend – der Puppe hinterherzujagen, sie festzuhalten und ihr die Spritze mit ganzer Kraft in den Arm zu drücken. Je öfter die Situation gespielt wird und je lauter die Puppe schreit, desto entspannter und weniger belastet wirkt Nora. Nora fordert dieses Spiel mehrere Therapiestunden lang ein. Als nächsten Schritt bietet die Therapeutin Nora an, dass sie das Baby nun trösten und ihm gut zu sprechen könnte. Nora orientiert sich am Hilfs-Ich der Therapeutin und beginnt dem Baby vor der Impfung in liebevollem Ton zu sagen »Du schaffst es. Ich bin bei dir. Es tut nur kurz weh.« Die Therapeutin soll nun die Ärztin spielen. Nora wiegt die Puppe vorsichtig im Arm und lobt sie nach der Impfung ausführlich. »Schon geschafft. Du bist so mutig!«

Folgende Schritte können ausprobiert werden, um die Ängste auf Spielebene zu bearbeiten:

▶ **Schritt 1: Der Situation ihre Bedrohlichkeit nehmen**

Wenn Kinder ein angstbesetztes Thema in ihrem Spiel inszenieren, ist ihnen die Anspannung oft bereits auf körperlicher Ebene anzusehen. Ein erster wichtiger Schritt ist es, Leichtigkeit in die Situation zu bringen, beispielsweise durch Bewegung oder durch das Verhalten einer Spielfigur, mit der das Kind nicht gerechnet hat. Viele Kinder wirken zunächst irritiert, dann vordergründig erleichtert. Durch einen humorvollen Umgang verliert die Situation an Bedrohlichkeit. Das Kind fühlt sich weniger hilflos und ohnmächtig, sondern kann auf Spielebene aktiv werden und im Zuge der Rollenumkehr ein Gefühl von Kontrolle zurückgelangen.

Angstlust therapeutisch nutzen

- **Schritt 2: Die Situation kognitiv für das Kind einordnen und das Kind nach Lösungsideen fragen**
  Ein weiterer wichtiger Schritt ist, die Situation für das Kind zu beschreiben und kognitiv einzuordnen. Im obigen Beispiel könnte die Therapeutin sagen: »Viele Kinder haben erstmal Angst beim Kinderarzt. Die Spritzen tun auch kurz weh. Aber sie sind wichtig, damit wir gesund bleiben.« Anschließend kann das Kind nach Lösungsideen gefragt werden: »Was könnten wir denn tun, damit das Baby nicht so eine Angst haben braucht? Was könnte dem Baby helfen?«

- **Schritt 3: Trost, beruhigende Signale und Selbstinstruktionen anbieten**
  Die Therapeutin kann die Puppe in den Arm nehmen, sie liebevoll ansehen und wiegen, ihr etwas vorsummen oder ihr beruhigend über den Kopf streicheln. Sie kann zu ihr sagen: »Ich bin bei dir und passe auf dich auf« oder »Du schaffst das, ich glaube an dich« – Viele Kinder beobachten den Umgang mit der Puppe sehr genau und integrieren diese Möglichkeit zu trösten schnell. Oftmals übernehmen sie danach wie selbstverständlich die Rolle der tröstenden Person, wiegen die Puppe und sprechen beruhigend mit sanfter Stimme auf sie ein.

- **Schritt 4: Die Situation umbewerten**
  Ist dieser erste, wichtige Teil geschafft, kann an der Perspektive auf die Situation gearbeitet werden. Die Therapeutin kann hier weg von der Angst und hin zu den neuen Fähigkeiten lenken. Beispielsweise kann sie zu dem Kind sagen: »Ich finde, das Baby macht das jetzt schon viel besser. Schau mal, das schreit gar nicht mehr so arg und muss auch nicht festgehalten werden. Das ist ja schon viel mutiger geworden!«

- **Schritt 5: Falls sinnvoll, Elternteil(e) einbinden**
  Bei kleinen Kindern kann es sinnvoll sein, zu diesem Zeitpunkt ein Elternteil miteinzubinden. Die Mutter oder der Vater sollten dann dazu angeleitet werden, die Puppe (und später in der Realsituation das Kind) zu beruhigen, ihm Mut zuzusprechen und auf die neuen Fähigkeiten zu fokussieren. Idealerweise kann die Situation zuhause beliebig oft gemeinsam in dieser geordneten und beruhigenden Art durchgespielt werden, um die Angst weiter zu reduzieren.

Beispiel • Angstlustspiele

- Das Kind darf die erwachsene Person mit einer Krokodil-Handpuppe durch das Zimmer jagen. Die erwachsene Person schreit dabei um Hilfe und kreischt.
- Das Kind darf Erwachsene mit einer Plastikspinne erschrecken. Die Erwachsenen machen den Schreckmoment »groß« und übertreiben in ihrer Angstreaktion, sodass ein gemeinsames Lachen entsteht.
- Das Kind und der/die Therapeut:in verkleiden sich als Gespenster und jagen sich gegenseitig mit lautem »Huhuuuu« durch das Zimmer.
- Das Kind darf mit der Hexenhandpuppe kämpfen. Die Hexe ruft theatralisch »Autsch!« und beginnt zu jammern und sich vor dem Kind zu verstecken.

AB 69 • T

Schutzräume bauen

Für Kinder, die ein reduziertes Sicherheitsgefühl aufweisen oder sich in einer vergangenen oder aktuellen Situation ausgeliefert und ungeschützt fühlen, kann es wertvoll sein, gemeinsam Schutzräume in der Therapie zu bauen (Weinberger, 2017). Dies kann beispielsweise folgendermaßen angeleitet werden:

- Schau mal, hier sind ganz viele Materialien zum Bauen. Versuche mal, aus diesen Dingen ein Haus oder eine Höhle zu bauen! Wichtig ist, dass es ein sicherer Ort ist, an dem du dich wohl und geborgen fühlst.

Der Ort, den das Kind gebaut hat, kann uns Informationen über das aktuelle Erleben des Kindes geben. Hat der Ort ein schützendes Dach? Ist es gemütlich eingerichtet worden? Wirkt der Ort einladend? Wichtig ist außerdem, darauf zu achten, wie das Kind auf den Ort reagiert. Wirkt es angespannt oder entspannt? Möchte es allein oder in Begleitung der Therapeutin bzw. des Therapeuten hinein?

Der nächste Schritt könnte sein, das Kind zu dem Ort zu befragen:

- Ist dieser Ort jetzt sicher genug?
- Fühlst du dich hier drin wohl?
- Gefällt dir dein Haus / deine Höhle?

Äußert das Kind, dass es noch nicht sicher genug sei, ist es wichtig gemeinsam zu überlegen, was es für dieses Gefühl der Sicherheit noch bräuchte. Dabei dürfen Kinder und Therapeut:innen kreativ werden! Falls das Kind wenig Ideen dazu hat, kann der/die Therapeut:in vorschlagen,

- eine Alarmanlage zu installieren (hier können beispielsweise Seile gespannt werden oder eine Kugelbahn mit Glocken kann zum Einsatz kommen);
- ein Abwehrsystem zu bauen;
- noch mehr Mauern zu errichten, damit niemand hindurchkommt;
- einen Schutzzauber zu benutzen, beispielsweise: »Abrakadabra, simsalabein, dieser Ort ist sicher, nichts Böses kommt herein«;
- einen Graben aus Wasser (blaue Tücher) oder eine schützende Feuerwand (rote Tücher) um das Haus herum zu bauen;
- Helferfiguren oder Helfertiere einzusetzen, die beschützen können (beliebt sind Wölfe, Löwen oder Drachen – in der Vorstellung oder Kuscheltiere/ Handpuppen).

Ist die Höhle sicher genug und das Kind macht es sich darin gemütlich, können beruhigende, stärkende Sätze sinnvoll sein, die man wie nebenbei in das Spielgeschehen einfließen lassen kann. Oftmals beginnen die Kinder, diese Sätze nachzusprechen und in darauffolgenden Spielen als eine Art stärkender Selbstinstruktionen wieder zu verwenden.

- Hier drin sind wir richtig sicher. / Hier drin bist du richtig sicher.
- Wir können uns von hier gut verteidigen. / Du kannst dich von hier gut verteidigen.
- Jetzt haben wir alles unter Kontrolle. / Jetzt hast du alles unter Kontrolle.
- Hier kann niemand einfach hineinkommen.
- Wir können nun entscheiden, wen wir hineinlassen wollen und wen nicht.

INFO 10 • T

Spielkämpfe gestalten

Wenn sich in einer spieltherapeutischen Sequenz ein Kampf ergibt, kann dieser dafür genutzt werden, den Umgang des Kindes mit Grenzen und dem Gespür nach Nähe und Distanz zu beobachten und zu thematisieren. Gerade bei Kindern, die bereits Grenzverletzungen erlebt haben, können Spielkämpfe, bei denen eigene Grenzen gewahrt werden, einen wichtigen Lerneffekt haben.

Wichtig ist, dem Kind die Regeln eines Spielkampfes klar zu kommunizieren, um Orientierung anzubieten: »Wir können im Spiel kämpfen, aber es ist wichtig, dass wir uns nicht in echt wehtun. Bitte achte außerdem darauf, keine Dinge aus dem Spielzimmer kaputt zu machen.«

Beispiel

Der sechsjährige Max fällt im Kindergarten immer wieder mit Wutanfällen und Impulsdurchbrüchen auf. In der Spieltherapie inszeniert er sich als starker Ritter, dem keiner etwas kann. Die Therapeutin soll einen feindlichen Ritter spielen, der versucht, einen Schatz zu stehlen. Sobald die Therapeutin sich nähert, beginnt Max wild mit dem Schwert zuzustechen. Die Therapeutin stoppt und erklärt auf Realebene, dass er sie nur im Spiel verletzen darf, aber nicht in echt. Als es weitergeht, lässt sie sich dramatisch auf den Boden fallen und jammert über ihre Verletzungen. Max triumphiert und beginnt im Verlauf des Spiels, die Impulse besser zu regulieren.

Bewegung lockert Situationen auf

Ein toller Nebeneffekt von Spielkämpfen ist, dass sie eine auslockernde Dynamik entwickeln können. Der/Die Therapeut:in kann beispielsweise panisch davonrennen und sich von dem Kind durch das Zimmer jagen lassen. Kinder können hierbei viel Anspannung und Stress loslassen und zeigen sich danach oftmals zugewandter.

Wichtig

Wenn Kinder sich in Spielkämpfen überwiegend grenzverletzend zeigen und beispielsweise versuchen, gezielt intime Körperteile zu treffen, sollte dies sensibel, aber deutlich gestoppt und besprochen werden. Möglicherweise hat das Kind selbst Grenzverletzungen erlebt.

Stärkender Umgang mit traumatischem Spiel

Es gibt einige Hinweise im Spielverhalten, die auf eine als traumatisch erlebte Erfahrung hindeuten können. Für Kindertherapeut:innen ist es wichtig, traumatisches Spiel zu erkennen, es einzuordnen und hilfreich darauf reagieren zu können.

Beispiel

Der fünfjährige Jonas spielt in der ersten spieltherapeutischen Sequenz einen Autounfall. Dabei lässt er die Autos zunächst mit dramatischen Geräuschen untermauert gegeneinanderprallen und umkippen. Es kommen immer mehr Autos dazu, die in den Unfall verwickelt werden. Sobald alle Autos verunfallt sind, fängt er wieder von vorne an. Die Mutter berichtet, dass Jonas zuhause das gleiche, sich wiederholende Spielverhalten zeige und dabei teilweise abwesend wirke. Anamnestisch ergibt sich, dass Jonas aus dem fahrenden Auto heraus einen Unfall auf der Gegenfahrbahn beobachtet hatte, der ihn sehr erschreckte.

Traumatisches Spiel erkennen

Traumatisches Spiel ist durch eine ständige Wiederholung von Spielinhalten geprägt. Dabei gibt es keine narrative Struktur, keine Höhepunkte und vor allem kein natürliches Ende. Das Kind zeigt dabei entweder zunehmende Unruhe und Angst oder es wirkt abwesend. Es kann zu abrupten Spielabbrüchen kommen, wenn das Kind von Affekten überflutet wird oder sich überfordert fühlt (Simon & Weiß, 2008).

Destruktives Spiel, Grenzüberschreitungen oder hilflose Spielfiguren

Bei traumatischem Spiel handelt es sich oft um aggressive Inhalte. Wenn sich Kinder im Spielverhalten durchgängig destruktiv verhalten, kann dies auf große Wut oder aber traumatisches Spiel und Gefühle der Überforderung hindeuten. Kann ein Kind außerdem Versuche der Therapeutin oder des Therapeuten, einer Spielfigur zu helfen, nicht zulassen, ist auch dies ein wichtiges Warnsignal. Spielen traumatisierte Kinder mit Gleichaltrigen, kann es hingegen zu realistischen Nachstellungen und übergriffigem Verhalten kommen. Auch unvorhersehbare, plötzliche Angriffe, welche eine Grenze überschreiten und oft gleich wieder abgebrochen werden, können auf ein vorliegendes Trauma hindeuten.

Stärkender Umgang mit traumatischem Spiel

Wichtig

In der Spieltherapie mit traumatisierten Kindern ist wichtig, dass das Kind in allen Situationen die Kontrolle behalten kann und sich als selbstwirksam und handlungsfähig erlebt. Bei beobachtbarem traumatischem Spiel des Kindes ist es die Aufgabe des Therapeuten / der Therapeutin, *aktiv* in das Spielgeschehen einzugreifen und *keine Opferidentifikation zuzulassen!*

Wenn Kinder in der spieltherapeutischen Sequenz beginnen, sich in einer starken Opferrolle zu inszenieren, sollte dies sofort gestoppt werden, da es die Gefahr von starker Angst und Dissoziation birgt. Die Traumatherapeutin Dorothea Weinberger (2017) hat eine Reihe an Interventionen für einen stärkenden Umgang mit traumatischem Spiel entwickelt:

Stärkender Umgang mit traumatischem Spiel

- **Spielstopp:** Wichtig ist zunächst, das Kind mit einem klaren Signal auf die Realebene zu holen. Beispielsweise kann man sagen: »Warte mal eben, Spielstopp!« und dabei eine deutliche Stopp-Geste zeigen.
- **Etablieren guter innerer Instanzen:** Wir können auf Spielebene Kinder darin unterstützen, eine Schutzerwartung aufzubauen. Das bedeutet konkret, schützende Figuren in das Spiel einzuführen, beispielsweise eine gute Fee oder einen Beschützer-Drachen. Dadurch erfährt das Kind auf Spielebene, dass es Anrecht auf Schutz hat. (Beispiel: »Jetzt bräuchten wir dringend jemanden, der zu Hilfe kommen kann. Wen könnten wir als Beschützer nehmen? Hast du eine Idee?«)

Bei einigen Kindern kann es hilfreich sein, eine wichtige Bezugsperson in das Spiel miteinzubeziehen und ihr gezielt eine Rolle zuzuweisen, welche eine Schutzfunktion innehat.

Beispiel

Die vierjährige Emma wurde vor acht Monaten aus der Familie genommen, da sie dort häusliche Gewalt erleben musste. Ihrer neuen Pflegemutter gegenüber zeigt sie stark ambivalentes Verhalten: mal angepasst und liebevoll, dann wieder misstrauisch und abwertend. Wenn Emma ein Missgeschick passiert, zuckt sie erschrocken zusammen und schaut ängstlich in Richtung Erwachsene. In der Spieltherapie erzählt sie wiederholt von Albträumen, in denen sie von Löwen angegriffen wird. Die Pflegemutter erzählt, dass Emma beinahe jede Nacht aufwacht, schreit und weint, sich dann aber nicht anfassen oder beruhigen lassen möchte. Die Spieltherapeutin bietet Orientierung an, indem sie Emma eine Rolle für sich selbst und eine Beschützer-Rolle für die Therapeutin aussuchen lässt. Emma möchte eine Prinzessin sein, die sich gerade schlafen legen möchte. Sie kuschelt sich auf ein Kissen. Die Therapeutin soll ein Beschützer-Ritter sein und vor dem Kissen Wache halten. Die Therapeutin hält Ausschau nach Löwen. Auf Emmas Signal hin beginnt sie theatralisch gegen die Löwen zu kämpfen und diese lauthals zu vertreiben. Als sie alle Löwen vertrieben hat, sagt sie: »Du bist jetzt in Sicherheit, Prinzessin. Ich beschütze dich. Du kannst schlafen.« Und die Prinzessin schläft ein, bis der nächste Löwen-Angriff startet. Emma fordert dieses Spiel über mehrere Stunden ein und die Therapeutin bittet die Pflegemutter die Rolle des Beschützer Ritters zu übernehmen. Seit diesem Zeitpunkt berichtet die Pflegemutter, dass Emma beginnt, nachts nach ihr zu rufen und sich in ihre Arme zu kuscheln, wenn sie einen Albtraum hatte.

- **Würdigung der totalen Hilflosigkeit:** Wenn Kinder nicht endende Spiele mit oftmals aggressiven Inhalten spielen und keine Helferfigur zulassen können (da dies noch nicht in ihr Weltbild passt), können wir die Hilflosigkeit in Worte fassen. Wenn wir die Opferrolle spielen, gelingt dies beispielsweise durch Selbstgespräche oder Jammern. Beispielsweise könnten wir sagen: »Jetzt bin ich hier ganz allein, niemand hilft mir. Ich habe solche Angst! Was soll ich jetzt bloß machen, damit es mir wieder besser geht?« In einem zweiten Schritt kann ein Spielstopp und ein Spiegeln sinnvoll sein: »Spielstopp! Der tut mir richtig leid gerade. Der kann ja gar nichts machen.«
- **Symbolischer Schutz:** Bei Kindern, die traumatisches Spiel zeigen, kann es sinnvoll sein, in der Therapie Schutzräume anzubieten.

Stärkender Umgang mit traumatischem Spiel

- **(Emotionale) Versorgung:** Wichtig ist außerdem, eine emotionale Versorgung anzubieten, beispielsweise können erschrockene Spielfiguren beruhigt werden, verletzte Spielfiguren verarztet werden, erschöpfte Spielfiguren schlafen gelegt werden und hungrige Spielfiguren Essen bekommen. Wichtig ist auch, Körperkontakt anzubieten oder zuzulassen, wenn Kinder einen Impuls zeigen oder diesen im Spiel einfordern.

Beispiel

Emma begann nach wenigen Spielstunden, sich als Prinzessin nicht nur auf das Kissen, sondern zwischendurch immer wieder in die Arme des Beschützer-Ritters zu kuscheln, um einzuschlafen. Dabei machte sie Babygeräusche und rollte sich zusammen. In diesem Moment war wichtig, ihrem Bindungsbedürfnis sowie regressiven Impulsen Raum zu geben, sie zu halten und wie ein Baby zu wiegen.

5 Eltern-Kind-Interaktionen stärken: Bindungsspiele

Bindung ist ein wichtiges Grundbedürfnis von Kindern und Jugendlichen. Es gibt verschiedene Gründe, warum sich eine Bindung zwischen Bezugsperson und Kind lockern kann. Der erste Schritt zur Veränderung ist, diese Lockerung der Bindung zu bemerken und sich darauf einzulassen, dem Kind wieder mehr Bindungsangebote zu machen.

Eine sichere Bindung stellt einen Schutzfaktor dar. Wenn Kinder sich ganz auf ihre Bezugspersonen verlassen können, fällt es ihnen leichter, ein gesundes Selbstwertgefühl zu entwickeln.

Es gibt verschiedene Arten von Bindungsspielen. Bindungsspiele sind für Kinder im Alter von 0 bis 12 Jahren geeignet. Die vordergründige Idee ist, entspannte und fröhliche Augenblicke in spielerischer Verbundenheit zu dem Kind zu erleben. Dem gemeinsamen Lachen kommt dabei eine besondere Rolle zu: Es kann innere Anspannung, Angst und Wut verringern (Solter, 2015).

Ziele von Bindungsspielen

- Stärkung der Bindung
- Förderung von Kooperationsbereitschaft
- Erlernen eines spielerischen, konstruktiven Umgangs mit starken Emotionen
- Entspannung von Erziehungsthematiken
- Stressabbau

Es gibt verschieden Arten von Bindungsspielen:

- **Spiele, in denen das Kind führt:** Das Kind darf bei diesen Spielen bestimmen, mit welchem Spielmaterial und was gespielt wird.
- **Spiele mit problembezogenen Themen:** Das Thema des Kindes wird bewusst von dem Erwachsenen nachgespielt oder es wird entsprechendes Spielmaterial angeboten, um das Kind einzuladen, sein Thema zu spielen.
- **Machtumkehrspiele:** Bei einem Machtumkehrspiel tut der/die Erwachsene so, als wäre er/sie ängstlich, schwach, begriffsstutzig oder ungeschickt.
- **Kontingenzspiele:** Ein Kontingenzspiel ist eine Aktivität, in der sich das Verhalten eines Erwachsenen in Übereinstimmung mit dem Verhalten des Kindes zuverlässig wiederholt.
- **Nonsensspiele und Übertreibungen:** Nonsensspiele sind Spiele, in denen der Erwachsene und das Kind offenkundig absurdes Verhalten zeigen, um gemeinsam darüber zu lachen.
- **Trennungsspiele:** Trennungsspiele sind Spiele, bei denen Erwachsene aktiv und absichtlich eine kurzfristige Trennung zu dem Kind herstellen.
- **Regressionsspiele:** Bei Regressionsspielen wird dem Kind aktiv zugestanden und angeboten, eine jüngere Version oder ein Baby zu spielen. Das Kind wird liebevoll zugewandt versorgt.

In den Materialien dieses Kapitels werden verschiedene Bindungsspiele zur Stärkung von Eltern-Kind-Interaktionen vorgestellt.

Arbeits- und Informationsmaterial

INFO 12 Symbolspiele mit problembezogenen Themen

Bei einem Symbolspiel mit problembezogenen Themen übernimmt der/die Erwachsene mehr Führung und gibt bestimmtes Spielmaterial sowie ein Spielthema vor. Passend zu seinem aktuellen Thema kann das Kind so eine Szene inszenieren und es kann gemeinsam überlegt werden, wie die Personen sich fühlen und handeln und wie Alternativverhalten aussehen könnte.

INFO 13 Machtumkehrspiele

Bei einem Machtumkehrspiel tut der/die Erwachsene so, als wäre er/sie ängstlich, schwach, begriffsstutzig oder ungeschickt. Für das Kind entsteht dadurch ein Gefühl von Kontrolle. Das Machtverhältnis (da im Alltag der/die Erwachsene oft Entscheidungen trifft und die Führung übernimmt) wird umgekehrt. Es wird erklärt, wie Machtspiele eingeleitet werden können und Beispiele für Machtumkehrspiele werden genannt.

INFO 14 Kontingenzspiele

Ein Kontingenzspiel ist eine Aktivität, in der sich das Verhalten eines/einer Erwachsenen in Übereinstimmung mit dem Verhalten des Kindes zuverlässig wiederholt. Sie können rein zufällig entstehen oder dem Kind absichtlich angeboten werden. Die meisten Kinder lieben Kontingenzspiele, da sie Zuverlässigkeit und Sicherheit vermitteln. Kontingenzspiele eignen sich gut, um die Bindung zu stärken.

INFO 15 Nonsensspiele und Übertreibungen

Nonsensspiele sind Spiele, in denen der Erwachsene und das Kind offenkundig absurdes Verhalten zeigen, um gemeinsam darüber zu lachen. Gerade Alltagssituationen, die bereits oft angespannt verlaufen oder in denen das Kind unter Druck gerät, lassen sich durch Nonsensspiele gut auflockern und entspannen. Beispiele werden angeführt.

INFO 16 Trennungsspiele

Trennungsspiele sind Spiele, bei denen Sie aktiv und absichtlich eine kurzfristige Distanz zu dem Kind schaffen. Sie können aus dem Blickfeld des Kindes verschwinden oder kurz weggehen. Am wichtigsten ist der Moment der Wiedervereinigung. Hier darf sich gefreut und gemeinsam gelacht werden. Gerade für Kinder, die Schwierigkeiten haben, sich zu trennen, sind Trennungsspiele eine gute Möglichkeit, Ängste abzubauen und sich spielerisch an Trennungen zu gewöhnen. Außerdem stärken Trennungsspiele die Bindung.

INFO 17 Regressionsspiele: stärkender Umgang mit regressivem Verhalten

Belastete Kinder reagieren auf neue Herausforderungen manchmal mit regressivem Verhalten. Aus Überforderung heraus ziehen sie sich auf niedrigere Entwicklungsstufen zurück, um nachzureifen und Mut für die nächsten Schritte zu sammeln. Auslöser für regressives Verhalten sind oft einschneidende Lebensereignisse oder bevorstehende Entwicklungsaufgaben. Wenn wir auf die Einladung des Kindes eingehen und das regressive Verhalten im Spiel zulassen, wird es im Alltag schon bald wieder mehr altersentsprechende Anteile zeigen können und sich für neue Entwicklungsaufgaben bereit fühlen. Beispiele zeigen das praktische Vorgehen.

INFO 18 Spielerische Möglichkeiten, um Kooperation zu fördern

Auf diesem Informationsblatt wird erklärt, wie auf spielerische Art und Weise die Kooperationsbereitschaft von Kindern gefördert werden kann. Beispielsweise können Erklärungen gegeben und Gründe genannt werden, denn Kinder wollen wissen, warum Eltern etwas von ihnen fordern. Es können kleine Alternativen angeboten werden, damit das Kind sich weniger kontrolliert fühlt oder die Aktivitäten können in ein Spiel verwandelt werden, das Spaß macht.

AB 70 Erfahrungen mit Bindungsspielen

Auf diesem Arbeitsblatt können Eltern und andere Bezugspersonen festhalten, welche Bindungsspiele sie zuhause ausprobiert haben, wie es ihnen damit ging und wie das Kind darauf reagiert hat.

Symbolspiele mit problembezogenen Themen

Wenn wir wissen, dass ein Kind eine besondere Erfahrung gemacht hat, die es höchstwahrscheinlich noch beschäftigt, können wir in einer spieltherapeutischen Sequenz ein Symbolspiel mit problembezogenen Themen anbieten. Hier übernimmt der/die Erwachsene stärker die Führung, in dem er/sie bestimmte Spielmaterialien oder Themen wählt (Solter, 2015).

Beispiel • Problembezogene Spielsequenzen

- Kinder, die nachts einnässen: das angebotene Spielmaterial enthält ein Bett und eine Toilette.
- Kinder mit Albträumen: In der Therapie wird eine Schlafmöglichkeit für die Spielfiguren angeboten und gefragt, ob diese etwas träumen – dann kann der Traum nachgespielt werden.
- Angst vor dem Arzt: Es wird gezielt mit dem Arztkoffer gespielt.
- Das Kind wurde von der Polizei in Obhut genommen: Es werden verschiedene Spielfiguren sowie Polizeifiguren und ein Polizeiauto angeboten.

Wenn ein Symptomverhalten absichtlich auf Spielebene inszeniert wird, gewinnt das Kind eine gewisse Distanz. Schließlich »spielt« es nun sein Symptom und hat auf Spielebene die Möglichkeit, damit verbundene Gedanken und Gefühle zu reflektieren sowie die Spielhandlung zu verändern.
Wir haben nun die Möglichkeit, mit dem Kind über das Spiel und die darin vorkommenden Figuren zu sprechen. Das fällt Kindern oftmals deutlich leichter, als über sich selbst zu sprechen, vor allem wenn es um ein schwieriges oder schambesetztes Thema geht.

Gemeinsam kann überlegt und darüber gesprochen werden, …

- … wie es den Spielfiguren geht, welche Gefühle sie haben könnten
- … warum sie dieses Verhalten zeigen könnten oder was genau passiert ist
- … was ihnen helfen könnte
- … welches Alternativverhalten sie zeigen könnten
- … wie sie ihre Probleme lösen könnten

INFO 13 • T E

Machtumkehrspiele

Bei einem Machtumkehrspiel tut der/die Erwachsene so, als wäre er/sie ängstlich, schwach, begriffsstutzig oder ungeschickt (Solter, 2015). Für das Kind entsteht dadurch ein Gefühl von Kontrolle. Das Machtverhältnis (da im Alltag der/die Erwachsene oft Entscheidungen trifft und die Führung übernimmt) wird umgekehrt. Viele Kinder genießen Machtumkehrspiele und lachen, sobald sie ihre Eltern oder andere Bezugspersonen in dieser untergeordneten Rolle erleben. Möglicherweise angebauter Stress, etwa aufgrund von Regeln im Familienalltag, kann spielerisch abgebaut werden. Die Kooperationsbereitschaft des Kindes wird durch diese Erfahrung gefördert.

Wichtig ist bei einem Machtumkehrspiel, dass der Spaß im Vordergrund steht und für das Kind in jedem Moment spürbar wird, dass der/die Erwachsene mit dem Spiel einverstanden ist und sich daran erfreut.

Beispiel • Machtumkehrspiele

- sich fangen und theatralisch im Kampf besiegen lassen
- bei einer Kissenschlacht unterlegen bleiben
- ängstlich auf Handpuppen oder andere Spielfiguren reagieren, vor ihnen davonlaufen und ein Fangspiel entstehen lassen, dabei ängstlich quietschen oder um Hilfe rufen
- vorgetäuschte Schreckreaktionen, beispielsweise vor Spritzen

Gerade bei Machtumkehrspielen geht es oft lebhaft wild zu. Manche Eltern befürchten, dass ihr Kind dadurch noch wilder oder aggressiver werden könnte. Meist ist jedoch das Gegenteil der Fall: Wenn die Kinder ihre Impulse bereits auf Spielebene ausleben konnten, zeigen sie sich im Alltag ausgeglichener, ruhiger und sind kooperativer.

Kontingenzspiele

Ein Kontingenzspiel ist eine Aktivität, in der sich das Verhalten eines/einer Erwachsenen in Übereinstimmung mit dem Verhalten des Kindes zuverlässig wiederholt (Solter, 2015). Sie können rein zufällig entstehen oder dem Kind absichtlich angeboten werden.

Die meisten Kinder lieben Kontingenzspiele, da sie Zuverlässigkeit und Sicherheit vermitteln. Dem Kind wird die Führung überlassen, wodurch es sich gesehen und akzeptiert fühlt. Kontingenzspiele können die Bindung stärken. Das Kind fasst durch die gleichbleibenden Wiederholungen mehr Vertrauen in die Verlässlichkeit des/der Erwachsenen.

Manche Kinder fühlen sich im Alltag ausgeliefert oder machtlos, da die Erwachsenen viele Entscheidungen für sie treffen. Erleben sie regelmäßig eine spielerische Rollenumkehr in Form eines Kontingenzspiels, in dem sie die Entscheidungen treffen und der/die Erwachsene folgt, kann dies angestaute Gefühle von Wut oder Abwehr reduzieren oder sogar auflösen. Dadurch kann es Kindern im Alltag leichter fallen, sich zu regulieren.

Wie Kontingenzspiele zufällig entstehen
Wenn ein Kind eine emotional positiv aufgeladene Reaktion eines Erwachsenen bemerkt, beispielsweise ein Lachen, weil es eine lustige Bewegung gemacht hat, versucht es oft die Reaktion erneut hervorzurufen, indem es die Bewegung wiederholt. Je öfter das Kind die Aktivität wiederholt und die gleichbleibende Reaktion beobachtet und sich daran erfreut, desto wahrscheinlicher, dass es Kontingenzspiele genießt.

Tipp • Kontingenzspiele, die man Kindern anbieten kann

- **Führen und Folgen-Spiele:** Das Kind darf den Erwachsenen durch den Raum führen und dabei die Richtung vorgeben (für Mutige: mit verbundenen Augen führen lassen), das Kind darf auf den Rücken des Erwachsenen sitzen und dieses durch Antippen wie ein Pferd durch den Raum lenken.
- **Kommando-Spiele:** Bei Kommando-Spielen folgt auf ein bestimmtes Kommando eine gleichbleibende Reaktion. Der Fantasie sind keine Grenzen gesetzt! Bekannte Kommando-Spiele sind beispielsweise »Alle Vögel fliegen hoch« oder »Kommando Bimberle«.
- **Stups-Spiel:** Stupst das Kind gegen die rechte Wange, macht der Erwachsene ein fröhliches Gesicht, bei einem Stups gegen die linke Wange verzieht der Erwachsene das Gesicht vor Wut usw.
- **Imitationsspiele:** Beliebt ist bei Kindern auch von Erwachsenen in ihren Lautierungen, der Mimik oder bestimmten Handlungen imitiert zu werden. Mütter wenden Imitationsspiele oft instinktiv bereits früh an: Sobald ein Säugling die ersten Geräusche macht, werden diese von der Mutter in kommunikativer Art gespiegelt. Die Entwicklung von Empathie wird unterstützt. Außerdem lernen Kinder auf diese Weise einzuordnen, welche Reize und Gesichtsausdrücke mit welchen Gefühlen verbunden sind.

Nonsensspiele und Übertreibungen

Nonsensspiele sind Spiele, in denen der Erwachsene und das Kind offenkundig absurdes Verhalten zeigen, um gemeinsam darüber zu lachen (Solter, 2015).

Gerade Alltagssituationen, die bereits oft angespannt verlaufen oder in denen das Kind unter Druck gerät, lassen sich durch Nonsensspiele gut auflockern und entspannen. Wenn plötzlich nicht nur die Zähne, sondern der ganze Körper mit der Zahnbürste geputzt werden müssen, sorgt der Kicheranfall des Kindes garantiert für eine Entspannung der Situation.

Wichtig

Erlaubt ist alles, solange das Kind sich wohlfühlt und herzlich über die Albernheiten lachen kann. Oftmals sind die Kinder danach viel kooperativer, da sie sich verbunden und gesehen fühlen.

Vielfach leiten Kinder Nonsensspiele von selbst ein – oder anders ausgedrückt: Sie machen Quatsch. Statt zu maßregeln, könnten Sie versuchen, ab und zu darauf einzusteigen, und beobachten, ob sich etwas im Verhalten des Kindes verändert.

Beispiel • Nonsensspiele und Übertreibungen

- Gegenteil-Tag: Jede Anweisung, die gegeben wird, darf gegenteilig ausgeführt werden. Oder: Alles Gesagte soll gegenteilig verstanden werden.
- Liedtexte mit Absicht falsch singen, beispielsweise: »Alle meine Entchen schwimmen im Kaffee«.
- Übertreibungsreaktion auf eine »Immer muss ich aufräumen!«-Aussage: »Stimmt, immer immer immer musst du aufräumen! Du hast nie Zeit zum Spielen. Den ganzen Tag hast du nur aufgeräumt. Gestern hast du aufgeräumt und jetzt musst du wieder aufräumen. Das ist ja eine einzige Aufräumerei hier.«

INFO 16 • E T

Trennungsspiele

Trennungsspiele sind Spiele, bei denen Sie aktiv und absichtlich eine kurzfristige Distanz zu dem Kind schaffen (Solter, 2015). Sie können aus dem Blickfeld des Kindes verschwinden oder kurz weggehen. Am wichtigsten ist der Moment der Wiedervereinigung. Hier darf sich gefreut und gemeinsam gelacht werden.

Gerade für Kinder, die Schwierigkeiten haben, sich zu trennen, sind Trennungsspiele eine gute Möglichkeit, Ängste abzubauen und sich spielerisch an Trennungen zu gewöhnen. Mit zunehmendem Alter können die Zeiten der Trennung verlängert werden, beispielsweise indem man beim Versteckspiel ein schwierigeres Versteck wählt und das Kind dadurch länger suchen lässt.

Kinder im Alter von 6 Monaten bis 2 Jahren lieben Trennungsspiele, wie beispielsweise »Guck-guck-da«. Das Lachen löst die innere Anspannung auf die entwicklungsbedingte Trennungsängstlichkeit.

Wichtig

Das Ziel von Trennungsspielen ist, dass das Kind lernt, wie verlässlich die Eltern oder Bezugspersonen sind und dass auf jede Trennung eine freudige Wiedervereinigung folgt. Sobald das Kind beginnt, darauf zu vertrauen, wird es weniger Trennungsängstlichkeit zeigen und sich über eine längere Zeitspanne trennen können.

Beispiel • Trennungsspiele

- Guck-guck-da-Spiele
- Verstecken spielen: Zunächst sollte man sich erst nur sehr kurz verstecken und sich dem Kind direkt wieder zeigen. Dann kann die Zeit ausgedehnt werden und man kann sich so lange verstecken, bis das Kind erste Anzeichen von Stress zeigt. Dadurch lernt das Kind das Gefühl der (Trennungs-)Angst kurz kennen und aushalten, bevor durch die freudige Wiedervereinigung die Anspannung wieder aufgelöst wird.
- Einen beliebten Gegenstand oder ein Kuscheltier unter einer Decke verschwinden und dann wieder auftauchen lassen: Auch hier kann die Zeitspanne verlängert werden und das Kind kann begleitet werden, falls es in Stress gerät, bevor der Gegenstand oder das Kuscheltier wieder mit viel Freude gefunden werden darf.

INFO 17 • T E

Regressionsspiele: stärkender Umgang mit regressivem Verhalten

Manche belasteten Kinder reagieren auf neue Herausforderungen mit regressivem Verhalten. Aus Überforderung heraus ziehen sie sich auf niedrigere Entwicklungsstufen zurück, um nachzureifen und Mut für die nächsten Schritte zu sammeln. Sie laden ihre Akkus wieder auf. Auslöser für regressives Verhalten sind oft einschneidende Lebensereignisse oder bevorstehende Entwicklungsaufgaben, beispielsweise:

- die Geburt eines Geschwisterkindes
- der anstehende Wechsel vom Kindergarten in die Schule
- anstehende Sauberkeitserziehung
- Verlust eines Familienmitgliedes, Haustieres
- Veränderungen im Familienalltag, veränderte Routinen

Daran kann man regressives Verhalten erkennen:

- Das Kind spricht plötzlich in Babysprache und verstellt passend dazu seine Stimme (spricht beispielsweise mit hoher, piepsiger Stimme).
- Das Kind fordert bei Aufgaben, die es bereits selbstständig bewältigen kann, plötzlich wieder Unterstützung ein und reagiert klagend und gekränkt, wenn ihm diese nicht gewährt wird.
- Das Kind sucht viel Körperkontakt und möchte oft gehalten und getragen werden.

Wichtig

Regressives Verhalten ist kein Grund, sich Sorgen zu machen! Im Gegenteil: Das Kind wählt einen gesunden Weg, mit seinen Gefühlen von Überforderung und Anstrengung umzugehen. Es signalisiert uns Erwachsenen: Ich habe gerade ein starkes Bedürfnis, umsorgt zu werden. Wenn wir auf die Einladung des Kindes eingehen und das regressive Verhalten im Spiel zulassen, wird es im Alltag schon bald wieder mehr altersentsprechende Anteile zeigen können und sich für neue Entwicklungsaufgaben bereit fühlen.

Wichtig ist, auf regressives Verhalten nicht verärgert oder strafend zu reagieren, wie beispielsweise: »Du bist doch schon groß«, »Sei kein Baby«, »Wenn du weiter mit Babystimme sprichst, gibt es Ärger«. In diesem Fall würde das Kind beginnen, seine Impulse sowie aufkommende Gefühle zu unterdrücken und lernen: Es ist nicht okay, ein regressives Verhalten zu zeigen und dadurch ein Bedürfnis auszudrücken. Stattdessen können Sie sagen: Fühlst du dich manchmal noch klein? Soll ich dich mal ein bisschen in den Arm nehmen?

Beispiel • Regressionsspiele

- das Kind wie ein Baby / kleineres Kind behandeln: im Arm halten, wiegen, etwas vorsingen
- das Kind mit einer echten oder imaginären Babyflasche füttern
- dem Kind beim Anziehen helfen, es auf den Schoß nehmen
- viele Kuscheleinheiten, körpernahe Spiele oder Massagen anbieten
- auf Vorschläge oder Bitten des Kindes eingehen
- beliebte Mutter-Kind-Spiele anbieten

INFO 18 • E T

Spielerische Möglichkeiten, um Kooperation zu fördern

Im Alltag und vor allem in einigen Entwicklungsphasen (beispielsweise in der Trotzphase) haben Kinder nicht immer Lust, sich an die Regeln zu halten oder passend auf Anforderungen zu reagieren. Sie können ihren eigenen Kopf haben und sind in einigen Situationen vielleicht wenig kooperativ, sagen laut »Nein« oder wehren sich sogar mit Händen und Füßen dagegen, die Zähne zu putzen, das Zimmer aufzuräumen oder die Regenjacke anzuziehen. Zum Glück gibt es einige Tricks und Tipps, wie die Kooperationsbereitschaft spielerisch gefördert werden kann (vgl. Solter, 2015):

- **Erklärungen geben und Gründe nennen**
  Kinder wollen wissen, warum Eltern etwas von ihnen fordern! Daher können kindgerechte Erklärungen eine große Wirkung haben. »Mir ist wichtig, dass wir pünktlich kommen. Deshalb möchte ich, dass du dich jetzt anziehst.«
- **Immer wieder kleine Alternativen anbieten, damit das Kind sich weniger kontrolliert fühlt**
  »Jetzt gehen wir ins Bad. Möchtest du zuerst deine Zähne putzen oder lieber erst Haare kämmen?«
- **Aktivitäten in ein Spiel verwandeln, das Spaß macht**
  »Lass uns spielen, wir wären Bagger. Jetzt können wir das Spielzeug mit unseren Baggerschaufeln greifen und in die Kisten legen.«
- **Singen oder Musik anmachen**
  Beim gemeinsamen Singen lassen sich nervige Tätigkeiten wie Aufräumen meist viel besser meistern. Oder das Kind darf sich ein Lied wünschen, das während des Aufräumens abgespielt wird.
- **Eine Geschichte erzählen oder ein Hörbuch anmachen**
  Während dem Bewältigen einer Aufgabe kann eine Geschichte erzählt oder ein Hörbuch gehört werden.
- **Einen Wettbewerb anregen und das Kind gewinnen lassen**
  »Wetten, ich bin schneller fertig mit Schuhe anziehen? Auf die Plätze, fertig, los!«
- **Kuscheltiere sprechen lassen**
  Hilfreich kann sein, wenn ein Kuscheltier die Anweisungen gibt und mit dem Kind spricht.
- **Sich bei einer Aufgabe abwechseln**
  »Wir machen es immer abwechselnd. Ich mache einen Bauklotz in die Kiste. Jetzt bist du dran!«
- **Teamgeist fördern**
  »Ich übernehme das Tischdecken und du fütterst die Katze. Dann sind wir viel schneller und können gleich essen.«
- **Bindungsspiele anbieten**
  Eine weitere Möglichkeit ist, regelmäßig verschiedene Bindungsspiele anzubieten, da durch diese die Kooperationsbereitschaft von Kindern langfristig gefördert werden kann.

AB 70 • E

Erfahrungen mit Bindungsspielen

In dieser Tabelle können Sie festhalten, welche Bindungsspiele Sie zuhause ausprobiert haben, wie es Ihnen damit ging und wie Ihr Kind darauf reagiert hat.

Datum	Beschreibung des Bindungsspiels	Wie ging es mir dabei?	Wie hat mein Kind reagiert?

6 Stärkende Elternarbeit

Ein wichtiges Puzzleteil, um Kinder und Jugendliche zu stärken, ist eine gelingende Elternarbeit mit Fokus auf den Ressourcen der Familie und den Stärken des Kindes oder Jugendlichen. Eltern von belasteten, psychisch kranken Kindern und Jugendlichen, fühlen sich oft hilflos und überfordert. Wenn sie von ihren Kindern erzählen, dreht sich das Gespräch oft um die Probleme und wie die Verhaltensauffälligkeiten des Kindes den Familienalltag beeinträchtigen. Ein erster und wichtiger Schritt ist daher oftmals, einen Perspektivwechsel anzustoßen und die Eltern daran zu erinnern, was für ein wundervolles Kind sie haben. Ein weiterer wichtiger Schritt ist dann, über das Störungsbild des Kindes aufzuklären und aufzuzeigen, wie sie das Kind stärken können.

Viele Eltern und Bezugspersonen sind sich wenig bewusst, welch starken Einfluss sie auf die Entwicklung und das Verhalten von Kindern und Jugendlichen haben könnten. Kinder und Jugendliche lernen viel über Modelllernen und übernehmen unbewusst Verhaltensweisen und Glaubenssätze ihrer Eltern. Kleine Kinder sind darauf angewiesen, ihr Selbst positiv von ihren Eltern gespiegelt zu bekommen. Nur so kann sich ein gesundes Selbstvertrauen entwickeln. Nur so lernt das Kind: »Ich bin okay, wie ich bin. Ich werde geliebt. Ich kann mein Leben selbst gestalten.« Ein stärkendes Mindset entwickelt sich und hilft bei der Entwicklung von Frustrationstoleranz, Resilienz und Durchhaltevermögen.

Kinder und Jugendliche mit psychischer Erkrankung haben möglicherweise einen niedrigen Selbstwert, fühlen sich wenig gesehen und wenig wertvoll. Umso wichtiger ist es, die Bezugspersonen zu stärken, ihnen einen wertschätzenden Umgang beizubringen und die Auswirkungen ihres (dann stärkenden) Verhaltens auf das Kind zu erklären, damit das Kind in seinem nahen Umfeld emotional besser versorgt werden kann.

Es ist wichtig, den Eltern zu vermitteln, welche Auswirkungen ihr Erziehungsverhalten auf das Leben des Kindes hat und zu erklären, wie Glaubenssätze entstehen. Bei vielen Elterngesprächen kann es sich außerdem lohnen, den Blick auf den Umgang in der Familie mit Fehlern zu lenken, neue Perspektiven anzubieten und zu erklären, wie ein stärkendes Mindset mitgestaltet und der Fokus auf Stärken gelenkt werden kann. Wichtig ist zu vermitteln: Die Eltern haben viele Möglichkeiten, ihr Kind zu stärken. Sie können durch positive Beziehungsgestaltung ihrem Kind Entlastung anbieten und dadurch vielleicht zur Reduktion der Symptome beitragen.

Arbeits- und Informationsmaterial

AB 71 Besondere Stärken meines Kindes wahrnehmen

Auf diesem Arbeitsblatt wird beschrieben, worauf Eltern achten können, um besondere Stärken ihrer Kinder wahrzunehmen. Die Eltern können außerdem aufschreiben, wann das Kind glücklich wirkt, welche Aktivitäten es mag und was es gut kann. Anschließend können sie in einer Tabelle für eine gewisse Zeit aufschreiben, in welchen Situationen ihr Kind eine Stärke gezeigt hat. Diese Beobachtungsaufgabe eignet sich gut als Hausaufgabe.

INFO 19 Wertschätzende Kommunikation

Wertschätzende Kommunikation dient dazu, in Konfliktsituationen mit dem Kind und uns selbst in Verbindung zu bleiben, Beobachtungen ohne Bewertung auszusprechen, das eigene Verhalten zu hinterfragen, und zu erkennen, dass hinter Konflikten zumeist unerfüllte Bedürfnisse stecken. Kinder, die zuhause regelmäßig eine wertschätzende Kommunikation erfahren, entwickeln positive Glaubenssätze und innere Stärke.

AB 72 Positive und klare Aussagen formulieren üben
Dieses Arbeitsblatt bietet Eltern die Möglichkeit, positive und klare Aussagen zu formulieren und dadurch eine zugewandte und wertschätzende Kommunikation mit ihren Kindern einzuüben. Es wird erklärt, dass gerade kleine Kinder Verneinungen oftmals überhören und es daher mehr Sinn ergibt, konkrete Anweisungen zu geben, was das Kind tun soll, anstatt zu sagen, was es nicht tun soll.

AB 73 Reframing üben
Reframing bedeutet, ein Verhalten in einen anderen Rahmen zu setzen, die Perspektive zu wechseln. Statt bei Kindern ständig nach Fehlern zu suchen, sollten wir Schatzsucher sein. Denn oftmals macht die Umdeutung eines Verhaltens oder das Hinzufügen des kleinen Wortes »noch nicht« statt »nicht« einen wirkungsvollen Unterschied. Auf diesem Arbeitsblatt können Eltern üben, Verhalten und Eigenschaften ihres Kindes zu reframen.

INFO 20 Bindungsorientierte Sprache
Bei der bindungsorientierten Sprache geht es darum, konkret zwischen dem Verhalten des Kindes und dem Kind zu unterscheiden. Dem Kind wird dabei auf Bindungsebene aktiv versichert, dass alles okay ist. Bindungsorientierte Sprache eignet sich vor allem bei Kindern, die ein Bindungsthema oder negative Selbstüberzeugungen verinnerlicht haben und in Interaktion diese unbewusst immer wieder als bestätigt werten. Außerdem kann bindungsorientierte Sprache dabei helfen, sich selbst zu reflektieren und über die Kraft eigener Aussagen sowie dazugehöriger Gestik, Stimmlage und Mimik nachzudenken. Ein Fallbeispiel und Beispielsaussagen in bindungsorientierter Sprache werden angeführt.

AB 74 Stärkendes Bindungsnetz
Neben der wichtigen Bindung zu den Eltern profitieren Kinder auch stark von neuen Bindungserfahrungen mit anderen Personen unterschiedlichen Alters. Kinder holen aus jeder Beziehung genau das für sich heraus, was sie aktuell in ihrer Entwicklung gerade brauchen. Daher ist es wichtig, dass Kinder unterschiedliche Bezugspersonen haben, die ihnen unterschiedliche Impulse anbieten. Eltern können auf diesem Arbeitsblatt reflektieren, welche Bezugspersonen welche Stärken ihres Kindes fördern könnten.

AB 75 Stärkende Selbstfürsorge
Je mehr Eltern als Person in sich ruhen, desto leichter wird es ihnen fallen, den Familienalltag zu managen und ihre Rolle als Elternteil zu erfüllen. Für Kinder ist außerdem wichtig zu erleben, wie eine gesunde Selbstfürsorge aussieht und dass die Eltern sich neben der gemeinsamen Zeit auch Zeit für sich allein wünschen. Auf dem Arbeitsblatt können Eltern Impulsfragen beantworten, beispielsweise: Bei welchen Aktivitäten kann ich entspannen oder Energie schöpfen? Welche Hobbys oder Aktivitäten hatte ich, bevor ich Mutter oder Vater wurde? Gibt es Dinge, die ich schon immer ausprobieren wollte?

AB 76 Selbstfürsorge bei Gefühlsstürmen Ihres Kindes
Auf diesem Arbeitsblatt wird Eltern eine Schritt-für-Schritt-Anleitung zum Umgang mit starken Gefühlen vorgestellt. Sie beinhaltet Ideen, um das eigene Nervensystem zu beruhigen, positive Selbstgespräche zu führen oder dem Kind eine Co-Regulation anzubieten.

AB 77 Stärkenkiste für Eltern
Die Stärkenkiste ist für die Zeit nach der schwierigen Situation und dient zur Reflexion und Selbstfürsorge. In die Kiste können Eltern positive Dinge legen, wie beispielsweise eine Ressourcenliste, Affirmationskarten oder Impulsfragekarten.

AB 78 Geschwisterbeziehungen stärken
Auf diesem Arbeitsblatt werden Eltern ressourcenorientierte Impulsfragen zur Geschwisterbeziehung ihrer Kinder gestellt, beispielsweise: In welchen Situationen spielen die Geschwister entspannt miteinander? Außerdem werden Ideen vorgestellt, wie die Geschwisterbeziehung gestärkt werden kann, beispielsweise durch das Fördern von Empathiefähigkeit füreinander.

AB 79 Eltern-Kind-Bindung stärken mithilfe der 5 Sprachen der Liebe
Das Konzept der fünf Sprachen der Liebe wurde von Gary Chapman (2004) entwickelt und besagt, dass Menschen verschiedene Arten präferieren, um Liebe zu zeigen und zu empfangen: körperliche Nähe, Worte der Zuneigung, Quality Time, Geschenke und Helfen. Auf diesem Informationsblatt wird erklärt, warum es wichtig ist zu wissen, welche Sprache(n) das eigene Kind spricht.

AB 80 Meine stärksten Momente in der Elternrolle
Dieses Arbeitsblatt informiert über die Möglichkeiten einer ressourcenorientierten Biografiearbeit im Blick auf die Elternrolle. Die Eltern können auf einem Zeitstrahl gute und gelingende Momente eintragen – von der Schwangerschaft an bis zum aktuellen Zeitpunkt.

AB 81 Was ich kontrollieren kann und was nicht
Auf diesem Arbeitsblatt können Eltern darüber reflektieren, was in ihrer Kontrolle liegt und was nicht. Sie können eine Auswahl von Sätzen zwei verschiedenen Kreisen zuordnen: »Das liegt in meiner Kontrolle« vs. »Das liegt nicht in meiner Kontrolle«.

AB 82 Reflexion: Umgang mit Gefühlen und Stress
Dieses Arbeitsblatt dient als Reflexion über den Umgang von Eltern mit verschiedenen Gefühlen oder Situationen und dem Umgang der Kinder mit den gleichen Gefühlen oder Situationen.

AB 83 Stärkende Wochenreflexion für Eltern
Dieses Arbeitsblatt kann Eltern als stärkende Wochenreflexion dienen und besteht aus ressourcenorientierten Fragen. Die Eltern können beispielsweise aufschreiben, an welchem Moment sie sich mit ihrem Kind verbunden gefühlt haben, wie es ihnen gerade geht, was in der Woche gut geklappt hat und wie sie sich um sich selbst gekümmert haben.

Besondere Stärken meines Kindes wahrnehmen

Was kann mein Kind gut? Überlegen Sie, welche besonderen Fähigkeiten Ihr Kind hat. Wann waren Sie vielleicht schon mal freudig überrascht, was das Kind gut kann oder neu gelernt hat? Schreiben Sie alles auf, was Ihnen einfällt. Je mehr, desto besser.

....

....

Wann wirkt mein Kind begeistert und glücklich? Wichtig ist außerdem zu überlegen, wann Ihr Kind Begeisterung und Freude zeigt. Dies ist ein Hinweis auf intrinsische Motivation, die Kinder verspüren, wenn sie einem besonderen Talent nachgehen oder eine Stärke ausleben dürfen. Schreiben Sie alles auf, was Ihnen dazu einfällt.

....

....

Welche Interessen und Hobbys hat mein Kind? Auch die Interessen sowie beliebte Aktivitäten Ihres Kindes lassen Rückschlüsse auf seine Stärken zu. Oftmals werden bei einem regelmäßigen Hobby beispielsweise bestimmte Fähigkeiten besonders gefordert und trainiert. Schreiben Sie die Interessen und beliebte Aktivitäten Ihres Kindes auf und versuchen Sie dazu passende Fähigkeiten, Talente und Eigenschaften zu sammeln.

....

....

Starke Momente im Alltag: Sammeln Sie eine Woche lang alle Momente Ihres Kindes, in denen es Stärken zeigt.

Tag	Situation, in der mein Kind eine Stärke zeigt	Stärke

INFO 19 • E

Wertschätzende Kommunikation

Das Konzept der wertschätzenden Kommunikation kann dabei helfen, Kinder und Jugendliche zu stärken und Kommunikationsmuster in Familien zu verbessern. Wenn Ihnen schon etwas bekannt vorkommt – umso besser!

Wertschätzende Kommunikation dient dazu,
- in Konfliktsituationen mit unserem Kind und uns selbst in Verbindung zu bleiben.
- Beobachtungen OHNE Bewertung auszusprechen.
- das eigene Verhalten zu hinterfragen und sich die eigenen Gefühle und Bedürfnisse, die in diesem Zusammenhang stehen, bewusst zu machen.
- Eine Haltung von Wertschätzung, Verständnis und Wohlwollen zu vermitteln.
- um etwas bitten, statt Forderungen zu stellen.
- erkennen, dass hinter Konflikten zumeist unerfüllte Bedürfnisse stecken.

Kinder, die zuhause regelmäßig eine wertschätzende Kommunikation erfahren, entwickeln positive Glaubenssätze und innere Stärke! Die Eltern schenken ihren Kindern auf diesem Weg Selbstwert, Vertrauen, eine höhere soziale Kompetenz, eine starke Bindung, Wertschätzung und Respekt. Die Kinder erleben sich von ihren Bezugspersonen in all ihren Gefühlen und Bedürfnissen angenommen und entwickeln positive Glaubenssätze. Positive Glaubenssätze von Kindern, die regelmäßig einen wertschätzenden Umgang erfahren, können sein:
- Mama/Papa nimmt mich und meine Bedürfnisse ernst. Ich bin wichtig!
- Ich bin gut so, wie ich bin!
- Ich bin genug!
- Ich bin liebenswert!

Wichtig

Positive Glaubenssätze schützen Kinder vor psychischen Erkrankungen sowie vor negativen äußeren Einflüssen und machen die Kinder widerstandsfähiger in Lebenskrisen. Sie stärken das innere Immunsystem des Kindes!

Vorgehen:
- **Beobachtung ohne Bewertung:** Die große Herausforderung besteht im ersten Schritt darin, Situationen zu beobachten und diese Beobachtungen von den eigenen Bewertungen zu trennen.
- **Gefühle wahrnehmen:** Ein Gefühl benennen und dafür die Verantwortung übernehmen. Der Grund, warum bestimmte Gefühle »getriggert« (= angestoßen) werden, liegt in erster Linie in uns selbst. Werden wir uns dessen bewusst, nehmen wir nicht jede Verhaltensweise persönlich und können gelassener damit umgehen.
- **Bedürfnisse erkennen:** Wenn die Bedürfnisse erkannt werden, die hinter einer Aussage oder einem Verhalten stecken, lässt sich jeder Konflikt klären. Neue Handlungsmöglichkeiten können entwickelt werden.
- **Eindeutige Bitte formulieren:** Eine konkrete, handlungsorientierte Bitte formulieren.

Positive und klare Aussagen formulieren üben

Genau wie »Denken Sie nicht an einen rosa Elefanten!« den Effekt haben wird, dass Sie genau das tun, kann ein »Fass nicht auf die Herdplatte« dazu führen, dass beim Kind lediglich »Herdplatte« hängen bleibt. Es kann einen großen Unterschied machen, ob Sie sagen »Geh nicht so nah an die Straße« (unspezifisch, denn wie nah ist nicht nah?) oder »Komm ganz nah zu mir« (spezifisch und dadurch einfach umzusetzen). Das menschliche Gehirn mag Verneinungen nicht.

Reaktionen von Kindern auf Verneinungen
Es kann vorkommen, dass Kinder das kleine, wichtige Wort »Nein« nicht hören – und dann genau das machen, was sie nicht tun sollen. Das ist dann keine böse Absicht, sondern passiert, da das Kindergehirn nur die Anweisung hört und noch Schwierigkeiten hat, Verneinungen zu verarbeiten. Dies gilt vor allem für Situationen, in denen eine schnelle Reaktion gefordert ist.

Reaktionen von Kindern auf positiv formulierte Aufforderungen
Gerade in gefährlichen Situationen, kann das Kind schneller und passender reagieren, wenn es genau hört, was es tun soll (und keine komplizierte Verneinung verstanden werden muss). Aber auch sonst im Alltag kann es einen positiven Effekt haben, darauf zu achten, die Aufforderungen positiv zu formulieren.

So besser nicht	Lieber so
Sei nicht so frech! Hör auf, mich anzuschreien!	Ich werde dir zuhören, sobald deine Stimme wieder ruhig ist.
Jetzt ist Schluss mit Süßigkeiten! Du bekommst jetzt keine Süßigkeiten mehr!	Heute hast du schon etwas Süßes gegessen, aber wie wäre es mit einem Stück Obst?
Stillsitzen! Hör auf, so rumzuwirbeln!	Sobald du ruhig sitzt, geht es los / gibt es Essen/ malen wir etwas.
Krieg dich wieder ein!	Du kannst gerne wieder mitspielen, wenn du dich beruhigt hast. / Was brauchst du, um dich jetzt zu beruhigen?
Immer bist du so aggressiv! / Du Trotzkopf!	Ich sehe, dass du dich sehr aufregst. Was können wir tun, damit es dir besser geht?

Eigene Ideen für positiv formulierte und klare Aussagen:

....

....

....

....

AB 73 • E

Reframing üben

Reframing bedeutet, ein Verhalten in einen anderen Rahmen zu setzen, die Perspektive zu wechseln. Dies kann einen starken Effekt haben. Statt bei Kindern ständig nach Fehlern zu suchen, sollten wir Schatzsucher sein. Denn oftmals macht die Umdeutung eines Verhaltens oder das Hinzufügen des kleinen Wortes »noch nicht« statt »nicht« einen wirkungsvollen Unterschied.

Sammeln Sie hier die Eigenschaften und Verhaltensweisen Ihres Kindes, mit denen Sie Schwierigkeiten haben. Suchen Sie dann nach positiven Umdeutungen. Hilfreich für das Reframing können folgende Fragestellungen sein:

- Welche Vorteile könnte das Verhalten / die Eigenschaft haben?
- Welche guten Gründe könnte das Verhalten haben?
- In welchen Situationen könnte das Verhalten nützlich sein?

Eigenschaft oder Verhalten	Positive Umdeutung
Mein Kind schreit beim Einkaufen so lange, bis es Süßigkeiten bekommt.	Mein Kind weiß, was es will und wie es sich verhalten muss, damit es das bekommt.

Bindungsorientierte Sprache

Was ist bindungsorientierte Sprache?

Bei der bindungsorientierten Sprache geht es darum, konkret zwischen dem Verhalten des Kindes und dem Kind selbst zu unterscheiden. Dem Kind wird dabei auf Bindungsebene aktiv versichert, dass alles okay ist. Dabei sollte auf die eigene Stimmlage, Gestik und Mimik geachtet werden. Wichtig ist, ruhig und zugewandt zu sprechen – dadurch kann das Kind das Gesagte besser annehmen. Zusätzlich können dem Kind in regelmäßigen Abständen Geschenke der Wertschätzung gemacht werden – beispielsweise in Worten die Zuneigung zum Kind ausdrücken oder regelmäßig über seine Stärken und positives Verhalten sprechen.

Warum bindungsorientierte Sprache?

Bindungsorientierte Sprache eignet sich vor allem bei Kindern, die ein Bindungsthema haben oder die negative Selbstüberzeugungen verinnerlicht haben und in Interaktion diese unbewusst immer wieder als bestätigt werten. Sie fühlen sich bei Kritik schnell persönlich angegriffen oder abgewertet und reagieren darauf mit Traurigkeit und Rückzug oder mit aggressivem Verhalten. Außerdem kann bindungsorientierte Sprache dabei helfen, sich selbst zu reflektieren und über die Kraft eigener Aussagen sowie dazugehöriger Gestik, Stimmlage und Mimik nachzudenken.
Ziele bindungsorientierter Sprache:

- Kinder dafür sensibilisieren, dass Kritik an ihrem Verhalten nicht bedeutet, dass sie als ganze Person abgewertet werden
- Bindungssicherheit vermitteln
- offen Zuneigung zeigen und aussprechen
- der Situation die Bedrohlichkeit nehmen (da ein möglicher Bindungsverlust sich für das Kind bedrohlich anfühlen kann)

Beispiel

Der sechsjährige Paul zeigte viele Anzeichen einer reaktiven Bindungsstörung: Bei dem kleinsten Anzeichen von Frustration oder Kränkungen entzog er sich konsequent jeglichem Kontakt oder reagierte aggressiv und feindselig. Der Therapeut gibt der Mutter die Aufgabe mit, in den nächsten Tagen auf ihre Wortwahl und die Kraft ihrer Aussagen zu achten. Dabei sollte sie vor allem darauf achten, Pauls Verhalten zu kritisieren, ohne seine Persönlichkeit dabei anzugreifen und während ihrer Aussagen mit Stimmlage und Mimik zugewandt und liebevoll zu bleiben. Tatsächlich machte die Mutter relativ schnell eine bedeutende Entdeckung: Je mehr sie lediglich Pauls Verhalten kritisierte und ihm zeitgleich in regelmäßigen Abständen versicherte, dass sie ihn liebhabe und seine vielen guten Eigenschaften schätze, desto fröhlicher und aufgeschlossener wurde Paul. Mit der Zeit begann er, sein Verhalten zu ändern oder sich dafür zu entschuldigen. Sein Selbstbewusstsein wuchs und die Mutter-Kind-Beziehung verbesserte sich deutlich. Clever, wie Paul war, erinnerte er seine Mutter gelegentlich an die Vereinbarung, wenn sie in alte Muster verfiel. Eine

Bindungsorientierte Sprache

Situation aus einer gemeinsamen Spieltherapiestunde blieb dabei in besonderer Erinnerung: Es war ein heißer Tag und wir hatten das Fenster des Spielzimmers geöffnet, um uns etwas abzukühlen, als plötzlich eine Fliege ihren Weg zu uns fand. Sie flog kurz umher und setzte sich dann auf der Schulter der Mutter ab. Diese scheuchte die Fliege mit den Worten »So eine nervige Fliege!« davon. Paul, der die Situation aus einiger Entfernung beobachtet hatte, sagte in tadelndem Ton zu seiner Mutter: »Nein, Mama! Dich nervt, dass die Fliege umherfliegt und auf dir landet. Aber die Fliege an sich ist doch nicht nervig.«

Bindungsorientierte Sprache

- Du weißt, ich habe dich lieb. Trotzdem finde ich es nicht gut, wenn du …
- Nur weil ich mit dir schimpfe, bedeutet das nicht, dass ich dich nicht mehr liebhabe! Ich habe dich immer lieb!
- Du kannst dich schon oft toll an die Regeln halten. Diese Regel musst du aber noch lernen …
- Ich sehe, dass du dich anstrengst, aber mir ist wichtig, dass …
- Ich finde es schön, zusammen mit dir zu spielen! Gerade ist mir aber zu wild. Ich möchte, dass …
- Ich gehe gern mit dir auf den Spielplatz! Es ist aber nicht okay, wenn du einfach wegrennst. Mir ist wichtig, dass ich mich auf dich verlassen kann.

Stärkendes Bindungsnetz

Neben der wichtigen Bindung zu den Eltern profitieren Kinder auch stark von neuen Bindungserfahrungen mit anderen Personen unterschiedlichen Alters.

Wichtig

Kinder holen aus jeder Beziehung genau das für sich heraus, was sie aktuell in ihrer Entwicklung gerade brauchen. Daher ist es wichtig, dass Kinder unterschiedliche Bezugspersonen haben, die ihnen unterschiedliche Impulse anbieten.

Sammeln Sie bitte alle wichtigen Bezugspersonen und überlegen Sie, welche Seiten Ihres Kindes diese bereits stärken oder noch mehr stärken könnten. Überlegen Sie auch, welche Anteile Sie selbst bei Ihrem Kind besonders stärken können.

Bezugsperson	Diese Anteile meines Kindes werden in Kontakt mit dieser Bezugsperson gestärkt

Gibt es noch Anteile des Kindes, die mehr Stärkung gebrauchen könnten? Wer könnte hier eine wichtige Rolle übernehmen? Was könnten Sie Ihrem Kind anbieten, damit es neue Bindungserfahrungen machen kann?

....

....

....

....

Stärkende Selbstfürsorge

Wichtig • Qualität über Quantität

Kinder lieben es, Zeit mit ihren Eltern zu verbringen. Am liebsten sollten die Eltern ihnen dabei die volle Aufmerksamkeit schenken und sich nicht durch Alltagsstress, das klingelnde Handy oder den Poststapel auf dem Tisch ablenken lassen. Gar nicht so leicht!

Was denken Sie, ist besser? Ein Elternteil zu haben, dass immer da, aber dafür die meiste Zeit gestresst und müde ist? Oder ein Elternteil, das zwar nicht immer da, in den gemeinsamen Momenten dafür aber entspannt ist und Kapazitäten hat, sich auf den Moment einzulassen?

(1) Zeit-Inseln schaffen

Der erste Schritt ist es, Zeit-Inseln zu schaffen. Das ist im heutigen, oft vollgepackten Alltag eine Herausforderung – lohnt sich aber!

Je mehr Sie als Person in sich ruhen, desto leichter wird es Ihnen fallen, den Familienalltag zu managen und Ihre Rolle als Elternteil zu erfüllen. Für Kinder ist außerdem wichtig zu erleben, wie eine gesunde Selbstfürsorge aussieht und dass die Eltern sich neben der gemeinsamen Zeit auch Zeit für sich allein wünschen.

Meine Möglichkeiten, mir Zeit-Inseln zu schaffen:

....

....

....

Bei einigen Eltern meldet sich, wenn Sie etwas für sich tun wollen oder einem Hobby nachgehen wollen, ein schlechtes Gewissen. Schließlich muss das Kind in diesen Momenten oft fremdbetreut werden. Oder die To-do-Listen für Arbeit oder Haushalt sind so lang, dass Momente der Entspannung oder Selbstfürsorge zu selten oder gar nicht möglich scheinen. Sammeln Sie alle Gedanken, die Ihnen kommen, falls sich bei Ihnen ein schlechtes Gewissen meldet oder es Ihnen schwerfällt, zu entspannen:

....

....

....

Natürlich ist gemeinsame Eltern-Kind-Zeit wichtig und sollte nicht zu kurz kommen! Gleichzeitig ist es für Kinder nicht gesund, wenn die Bezugspersonen ständig präsent sind und sich der Familienalltag einzig um die Bedürfnisse und Wünsche des Kindes dreht. Kinder, die diese Erfahrung machen, reagieren frustriert auf andere Settings, in denen dies nicht möglich ist, beispielsweise im Kindergarten oder in der Schule. Manche Kinder versuchen dann über auffälliges Verhalten die gleichen Privilegien zu erhalten wie zuhause. Gerade jüngere Kinder sind mit so viel Aufmerksamkeit und Verantwortung (Ich entscheide immer, was wir tun) überfordert. Hier haben Sie also ein wichtiges Gegenargument

Stärkende Selbstfürsorge

zum schlechten Gewissen: Es ist sogar gesund für Kinder, wenn sie lernen, dass die Eltern eigene Bedürfnisse, Wünsche und Pläne haben.

(2) Herausfinden, wie ich die Zeit-Inseln nutzen möchte
Der zweite wichtige Schritt ist folglich, die neu gewonnene Zeit mit Tätigkeiten zu füllen, die Entspannung bieten oder neue Energie schenken. Es geht darum, den eigenen Akku aufzuladen. Und das am besten regelmäßig.

Was kann ich mir Gutes tun?
Bei welchen Aktivitäten kann ich entspannen oder Energie schöpfen?

....

....

Welche Hobbys oder Aktivitäten hatte ich, bevor ich Mutter oder Vater wurde?

....

....

Gibt es Dinge, die ich schon immer ausprobieren wollte? Von denen ich träume?

....

....

....

Gibt es Anteile in mir, die ich gerne wiederentdecken würde? Was könnte mir dabei helfen?

....

....

....

Gibt es Personen, die ich in diesen Zeit-Inseln gerne treffen würde? Personen, mit denen ich die Zeit-Inseln teilen möchte?

....

....

....

Selbstfürsorge bei Gefühlsstürmen Ihres Kindes

Wenn Kinder oder Jugendliche einen Gefühlssturm haben, sind Eltern stark gefordert – sie sollen co-regulieren, cool bleiben, Gefühle spiegeln, einen Ruhepol anbieten … das kann herausfordernd sein! Vor allem, da die Spiegelneuronen anspringen und eigene starke Gefühle aufkommen können. Plötzlich gibt es dann zwei Gefühlsstürme zu meistern: den eigenen und den des Kindes.

Ein Step-by-Step-Weg zum Umgang mit den Gefühlsstürmen kann sein:

Schritt 1: Aufkommende eigene Gefühle wahrnehmen. Bei einem Gefühlssturm meines Kindes kommen bei mir meist folgende Gefühle hoch:

....

Schritt 2: Das eigene Nervensystem beruhigen. Bei einem Gefühlssturm meines Kindes kann ich Folgendes ausprobieren, um mich zu erden:

- ☐ tief in den Bauch atmen
- ☐ ein kaltes Glas Wasser trinken
- ☐ ein Kühlpad in den Nacken oder an andere Körperstellen legen
- ☐ einen Stressball kneten
- ☐ innerlich bis 10 zählen
- ☐ ein scharfes Bonbon oder Kaugummi in den Mund
- ☐ den Blick für einen Moment aus dem Fenster oder in die Weite richten, um mich zu erden

Eigene Ideen:

....

....

....

....

Schritt 3: Eigene Gedanken wahrnehmen. Bei einem Gefühlssturm meines Kindes kommen mir folgende Gedanken:

....

....

....

....

Selbstfürsorge bei Gefühlsstürmen Ihres Kindes

Schritt 4: Hilfreiches Selbstgespräch. Beruhigen Sie sich selbst mit hilfreichen Gedanken. Kreuzen Sie an, welche Gedanken für Sie hilfreich sein könnten:

- ☐ Mein Kind ist gerade in Not – es hat verdient, dass ich es durch den Gefühlssturm begleite und da bin.
- ☐ Ich bin ein sicherer Hafen für mein Kind. Ich bin ruhig. Ich bin da.
- ☐ Gefühlsstürme gehen vorbei! Das schaffe ich!
- ☐ Mein Kind hat gerade ein großes Bedürfnis danach, sich zu beruhigen. Ich kann ihm dabei helfen, indem ich ruhig bleibe.
- ☐ Je ruhiger ich atme, desto entspannter wird mein Kind werden.
- ☐ Mein Kind handelt für sich – nicht gegen mich!
- ☐ Mein Kind hat ein Recht auf seine Gefühle!
- ☐ Ich als Erwachsener habe die Verantwortung für die Situation! Ich werde mich gut um mein Kind kümmern!

Eigene Ideen:

....

....

....

Schritt 5: Meinem Kind Co-Regulation anbieten: Auf folgende Weise könnte ich das Nervensystem meines Kindes beruhigen:

- ☐ Meinem Kind körperliche Nähe anbieten: In den Arm nehmen, auf den Schoß setzen, die Hand halten, Hand auf den Rücken legen
- ☐ Meinem Kind anbieten, sich in seine Wuthöhle, in sein Bett, aufs Sofa zu kuscheln, in eine Decke einzuwickeln, ein Kissen in den Arm zu nehmen
- ☐ Anbieten, Wut und Stress abzubauen: Bewegungsangebote (gemeinsam rennen, hüpfen, Hampelmann, Körper abklopfen), gemeinsam Wut-Experimente durchführen
- ☐ Meinem Kind Raum geben, aber in der Nähe bleiben und ein neues Angebot von körperlicher Nähe machen, sobald es sich mehr beruhigt hat und sich darauf einlassen kann
- ☐ Gefühle des Kindes mit Worten ausdrücken und vermitteln, dass Gefühle da sein dürfen: Ich glaube du bist gerade ziemlich wütend. Das ist okay. Du hast dich geärgert.

Eigene Ideen:

....

....

....

....

Stärkenkiste für Eltern

Wenn wir in Stress kommen oder einen herausfordernden Moment mit unserem Kind erlebt haben, kann es hilfreich sein, sich eine Stärken-Kiste anzulegen, um sich wieder zu beruhigen und zu erden.

Die Stärken-Kiste ist für die Zeit NACH der schwierigen Situation und dient zur Reflexion und Selbstfürsorge. In die Kiste können Sie positive Dinge legen, wie beispielsweise:

- ein vom Kind gemaltes Bild oder etwas gemeinsam Gebasteltes
- Fotos mit Erinnerungen an schöne, gelingende Momente
- Affirmationskarten oder selbst beschriebene Zettel mit stärkenden Sätzen
- eine Ressourcenliste (Das kann ich gut: …), ausgefüllte Stärkefragebögen
- Dinge, die die Sinne beruhigen: ein angenehmer Duft, Lieblingsbonbons, eine Liste mit beruhigenden Liedern zum Anhören
- eine Liste mit angenehmen Aktivitäten, von denen sie sich eine aussuchen und durchführen können
- Reflexionskarten anlegen mit folgenden Aussagen:
  - Was würde mir jetzt guttun?
  - Wen könnte ich jetzt anrufen, wenn ich über den Moment gerade sprechen möchte?
  - Brauche ich gerade eine Pause von meinem Kind? Wer könnte kommen oder wo könnten wir gemeinsam hingehen?
  - Was liebe ich besonders an meinem Kind?
  - Was war heute schön? Gab es einen Moment, indem ich die Verbundenheit und Liebe zu meinem Kind gut spüren konnte?
  - Für was in meinem Leben bin ich dankbar?
  - Wer sind meine wichtigsten Menschen und Wegbegleiter?

Geschwisterbeziehungen stärken

Geschwisterbeziehungen können auf vielerlei Weise erschüttert werden. Um die Bindung (wieder) zu stärken, können Sie als Eltern viel anbieten und unterstützen!

Überlegen Sie:

In welchen Situationen spielen die Geschwister entspannt miteinander? Was klappt gut?

....

....

Welche Bedingungen müssen gegeben sein, damit es friedlich(er) abläuft?

....

....

Habe ich bereits Strategien entwickelt, um die Beziehung zu stärken? Was funktioniert gut?

....

....

Weitere Ideen, wie eine Geschwisterbeziehung gestärkt werden kann

Mama-Zeit / Papa-Zeit für jede:n. Geschwisterrivalitäten können durch Eifersuchtsgefühle entstehen. Daher ist es wichtig, dass jedes Kind regelmäßig exklusive Zeiten mit den Bezugspersonen hat. Dies gilt vor allem für die Kinder, die oft das Gefühl haben und vielleicht bereits äußern, zu kurz zu kommen. Überlegen Sie, wie Sie Ihr Unterstützungsnetz nutzen können, damit dies gelingen kann.

Kooperative Spiele anbieten und Aufgaben gemeinsam lösen lassen. Wenn Geschwister sich als Team erleben und gemeinsam auf Lösungen kommen, wird ihre Beziehung gestärkt.

Gemeinsam-sind-wir-stark-Thema. Wichtig ist, zu betonen, wie stark die Geschwister als Team sein können. Es gibt dazu schöne Kinderlieder und Geschichten.

- ▶ Gerade spielt ihr richtig toll zusammen!
- ▶ Es ist wichtig, dass sich jeder mit dem Spiel wohlfühlt!
- ▶ Wir haben es gemeinsam geschafft!
- ▶ Ihr seid ein tolles Team!
- ▶ Wenn jeder mithilft, geht es viel schneller und besser!

Empathie-Fähigkeit fördern. Wichtig ist außerdem, bei den Geschwistern die Empathie-Fähigkeit zu fördern. Dies gelingt, indem Sie die Rolle eines »Übersetzers« für die Kinder übernehmen.

- ▶ Deine Schwester möchte gerade allein spielen. Sie möchte, dass du das respektierst.
- ▶ Dein Bruder ist wütend, weil du seine Sandburg kaputt gemacht hast.
- ▶ Deine Schwester weint, weil sie sich ungerecht behandelt fühlt. Sie möchte jetzt auch mal drankommen.

Eltern-Kind-Bindung stärken mithilfe der 5 Sprachen der Liebe

Die Idee von den fünf Sprachen der Liebe stammt von Gary Chapman (2004). Sie besagt, dass jeder Mensch – und somit auch jedes Kind – Liebe auf unterschiedliche Weisen gerne empfängt. Es ist wichtig, die Liebessprachen der eigenen Kinder zu kennen, um ihnen auf die richtige Weise Bindungsangebote zu machen.

(1) Körperliche Nähe

- nah neben das Kind sitzen oder das Kind auf den Schoß sitzen lassen
- regelmäßig Kuschelzeiten anbieten
- zur Bestärkung: Hand auf den Rücken, die Schulter legen, Hand halten, High-Five geben
- viele Küsse und Umarmungen geben

(2) Worte der Zuneigung

- oft bestärkende und liebevolle Sätze sagen
- dem Kind oft sagen, dass man es liebhat
- einen liebevollen Spitznamen für das Kind erfinden und es so nennen
- wenn das Kind einen Fehler macht, weniger schimpfen und mehr die Bemühungen loben
- kleine liebevolle Nachrichten auf Zettel schreiben und dem Kind in die Brotdose legen oder im Zimmer des Kindes verteilen

(3) Quality Time

- aktiv zuhören, wenn das Kind etwas erzählt
- regelmäßige Erzählrunden einführen
- viel zusammen spielen
- gemeinsame Ausflüge machen
- das Kind regelmäßig im Haushalt einbinden und Aufgaben gemeinsam erledigen
- gemeinsam kochen und backen

(4) Geschenke

- dem Kind ein Fotoalbum mit Erinnerungen schenken
- ab und zu kleine Geschenke als Überraschung mitbringen
- Geschenke zu besonderen Anlässen liebevoll einpacken und Karten dazu schreiben

(5) Helfen

- dem Kind ein Getränk machen und bringen
- ab und zu Aufgaben übernehmen, die eigentlich das Kind hat: Zimmer aufräumen, Haushaltsaufgaben, das Bett machen
- das Lieblingsessen des Kindes kochen
- dem Kind etwas Schweres zum Tragen abnehmen
- dem Kind bei Zeitdruck dabei helfen, eine aktuelle Aufgabe zu beenden
- dem Kind das Essen für die Schule richten
- das Kind an wichtige Dinge erinnern, ohne zu tadeln

Eltern-Kind-Bindung stärken mithilfe der 5 Sprachen der Liebe

Wichtig

Es kann vorkommen, dass Eltern und Kinder nicht die gleiche Sprache der Liebe sprechen – wenn Eltern beispielsweise gerne kuscheln wollen (körperliche Nähe), Kinder aber lieber gemeinsam etwas unternehmen möchten (Quality Time). Wichtig ist, dies zu erkennen und nicht als Ablehnung einzuordnen.

Beantworten Sie folgende Fragen zur Reflexion:

Welche Sprachen der Liebe spreche ich vordergründig?

....

....

....

....

Welche Sprachen der Liebe spricht mein Kind vordergründig?

....

....

....

....

Wovon könnte ich meinem Kind in Zukunft mehr anbieten, damit es sich geliebt und wertgeschätzt fühlt?

....

....

....

....

....

Meine stärksten Momente in der Elternrolle

Wenn Sie zurückschauen auf Ihre bisherigen Erfahrungen in der Rolle als Mutter oder Vater: Was waren Ihre stärksten Momente? Wann sind Sie innerlich gewachsen? In welchen Situationen konnten Sie die Ruhe bewahren oder Ihr Kind gut in einem Entwicklungsschritt oder einem Gefühlszustand begleiten? Worauf sind Sie stolz?

Tragen Sie alles, was Ihnen einfällt, in den Zeitstrahl ein.

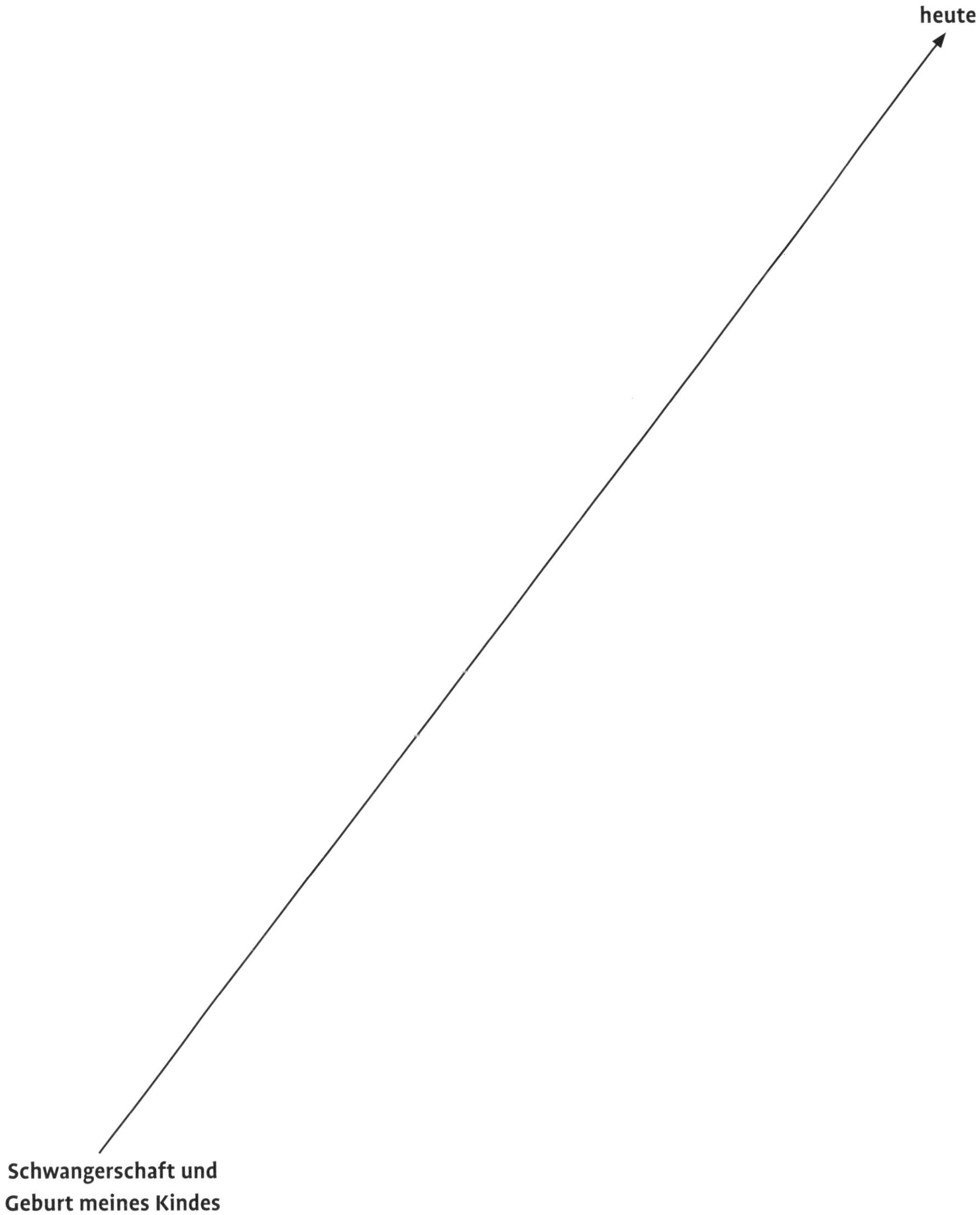

Was ich kontrollieren kann und was nicht

Lesen Sie sich die Aussagen unten sorgfältig zu und ordnen Sie sie den Kreisen zu – Was können Sie kontrollieren und was können Sie nicht kontrollieren? Schreiben Sie die zugeordneten Sätze in die Kreise und ergänzen Sie eigene Sätze.

- Charakter meines Kindes
- Tagesform / Stimmung / aktuelle Gefühle meines Kindes
- meine Tagesform / Stimmung
- wann ein neuer Entwicklungsschritt meines Kindes dran ist
- mein Mindset
- meinen Gesichtsausdruck, mein Tonfall
- was ich zu meinem Kind sage
- meine Atmung
- meine Reaktion auf das Verhalten meines Kindes
- meine Gewohnheiten
- mich um mich zu kümmern
- wie ich meine Zeit verbringe
- meine Perspektive auf eine Situation
- meine Prioritäten
- genetische Veranlagung meines Kindes
- meine genetische Veranlagung
- wie ich über meine Vergangenheit denke

Was ich kontrollieren kann und was nicht

Was ich kontrollieren kann

Was ich nicht kontrollieren kann

Wenn Sie mögen, schneiden Sie die Kreise aus und hängen Sie sie gut sichtbar als kleine Reminder in die Wohnung.

Reflexion: Umgang mit Gefühlen und Stress

Kinder orientieren sich beim Umgang mit Gefühlen und mit Stress oder Krisen an ihren nahen Bezugspersonen. Daher lohnt es sich, zu überlegen, wie Sie selbst mit Ihren Gefühlen umgehen. Erkennen Sie eine mögliche Verbindung zwischen Ihrem eigenen Umgang mit Stress und Gefühlen und dem Umgang Ihres Kindes damit?

Wichtig

Das Ziel dieser Übung ist eine Reflexion von möglichen Prozessen des Modelllernens. Dabei geht es nicht darum, den Umgang als gut oder schlecht zu bewerten, sondern darum, zu verstehen, wie Reaktionen oder Verhaltensweisen entstehen können. Es ist wichtig, dass Sie die Aufgabe möglichst ehrlich und ohne Scham bearbeiten – Verhalten entsteht immer aus guten Gründen und hat mit der eigenen Geschichte zu tun. Im sicheren Rahmen der Elternarbeit dürfen auch eigene Verhaltensweisen besprochen werden, die Sie in Zukunft gerne verändern würden.

Gefühl/Zustand/Situation	Mein Umgang damit	Der Umgang meines Kindes damit
Gefühle von Überforderung		
Zeitdruck		
Aufkommende Wut		
Anforderungen / eine Leistung soll erbracht werden		
Trauerreaktion (bei Verlusterfahrungen)		
Kritisiert werden		
Ungerecht behandelt werden		
Streit mit einer wichtigen Person		
Frustration (beim Verlieren oder Nicht-Erreichen eines Ziels)		

Stärkende Wochenreflexion für Eltern

Nehmen Sie sich zu einer bestimmten Zeit in der Woche, beispielsweise immer sonntagabends, einen Moment nur für sich und beantworten Sie die folgenden Fragen:

Wie geht es mir gerade auf einer Skala von 1 bis 10?

....

Was war für mich der schönste Moment der Woche?

....

....

Für welche drei Dinge in meinem Leben bin ich jetzt gerade in diesem Moment dankbar?

....

....

....

In welchen Momenten habe ich mich mit meinem Kind verbunden gefühlt?

....

....

....

In welchem Moment habe ich gemerkt, dass mein Kind einen positiven Kontakt zu mir sucht?

....

....

....

Was hat diese Woche mit meinem Kind am besten geklappt?

....

....

....

Stärkende Wochenreflexion für Eltern

In welchen Momenten habe ich diese Woche die Führung übernommen, beispielsweise indem ich mein Kind begrenzt habe?

....

....

....

....

Was habe ich mir selbst Gutes getan?

....

....

....

....

Was nehme ich mir für nächste Woche vor, um mich noch besser um mich selbst zu kümmern?

....

....

....

Was nehme ich mir für nächste Woche vor, um die Beziehung zu meinem Kind zu stärken?

....

....

....

Literatur

Axline, V. (2016). Kinder-Spieltherapie im nicht-direktiven Verfahren (11. Aufl.). München: Reinhardt.

Chapman, G. (2004). Die 5 Sprachen der Liebe für Kinder: Wie Kinder Liebe ausdrücken und empfangen. Marburg: Francke.

Charf, D. (2018). Auch alte Wunden können heilen. Wie Verletzungen aus unserer Kindheit unser Leben bestimmen und wie wir uns davon lösen können. München: Kösel.

Engelmann, B. (2022). Therapie-Tools Positive Psychologie: Achtsamkeit, Glück und Mut (3. Aufl.). Weinheim: Beltz.

Furman, B. (2012). Ich schaffs! Spielerisch und praktisch Lösungen mit Kindern finden. Das 15-Schritte Programm für Eltern, Erzieher und Therapeuten. Heidelberg: Carl-Auer.

Lösel, F. & Bender, D. (1999). Von generellen Schutzfaktoren zu differenziellen protektiven Prozessen: Ergebnisse und Probleme der Resilienzforschung. In G. Opp, M. Fingerle & A. Freytag (Hrsg.), Was Kinder stärkt. Erziehung zwischen Risiko und Resilienz. München: Reinhardt.

Luckner, J. L. & Nadler, R. S. (1997). Processing the experience. Strategies to enhance and generalize learning. Dubuque: Kendall Hunt.

Rogers, C. R. (1986). Die klientenzentrierte Gesprächspsychotherapie. Frankfurt am Main: Fischer.

Simon, T. & Weiß, G. (2008). Heilpädagogische Spieltherapie. Stuttgart: Klett-Cotta.

Solter, A. J. (2015). Spielen schafft Nähe – Nähe löst Konflikte. Spielideen für eine gute Bindung. München: Kösel.

Weinberger, S. (2017). Traumatherapie mit Kindern. Strukturierte Trauma-Intervention und traumabezogene Spieltherapie. Stuttgart: Klett-Cotta.

Welsche, M. (2018). Beziehungsorientierte Bewegungspädagogik. München: Reinhardt.

Welter-Enderlin, R. & Hildebrand, B (2006): Resilienz – Gedeihen trotz widriger Umstände. Heidelberg: CarlAuer.

Wustmann, C. (2004). Resilienz: Widerstandsfähigkeit von Kindern in Tageseinrichtungen fördern. Beiträge zur Bildungsqualität. Weinheim: Beltz.